I0634283

L'ALCOOL

ET

LE TABAC

PAR

LE DOCTEUR A. RIANT

NOUVELLE ÉDITION

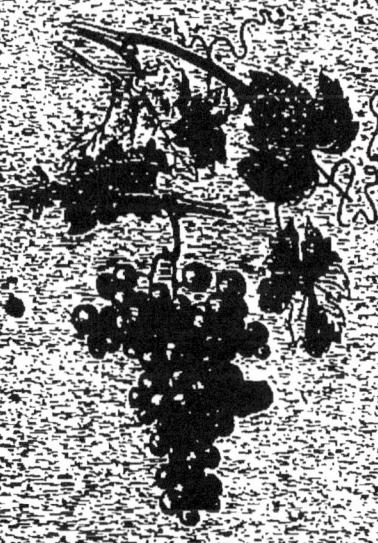

Ouvrage contenant 35 figures

PARIS

LIBRAIRIE HACHETTE ET Cie

79, BOULEVARD SAINT-GERMAIN, 79

Tc12
59

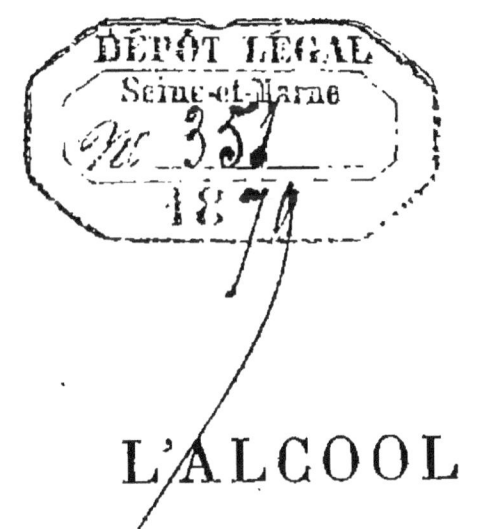
DÉPÔT LÉGAL
Seine-et-Marne
N° 357
1870

L'ALCOOL

ET

LE TABAC

Tc 12 59

OUVRAGES D'HYGIÈNE PÉDAGOGIQUE

DU MÊME AUTEUR

Conférences d'hygiène.
{ Le travail et la santé.
L'hygiène du foyer.
Les ennemis de la santé.
L'instruction et la santé.

Leçons d'hygiène pour les lycées et les écoles normales.

Hygiène scolaire, influence de l'école sur la santé des enfants. 1 vol. in-18, 73 figures, 4ᵉ édition.

L'hygiène et l'éducation dans les internats. 1 vol. in-18, vιιι-374 pages.

L'hygiène de l'école, conférence faite à la Sorbonne, in *Conférences pédagogiques.*

Coulommiers. — Imp. Paul BRODARD

L'ALCOOL

ET

LE TABAC

PAR

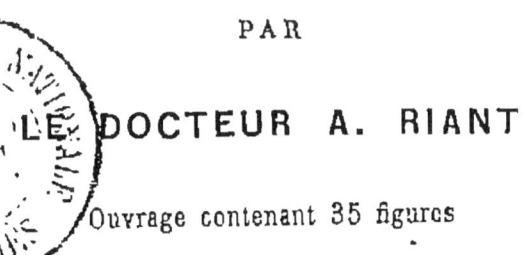

LE DOCTEUR A. RIANT

Ouvrage contenant 35 figures

TROISIÈME ÉDITION

PARIS

LIBRAIRIE HACHETTE ET Cⁱᵉ

79, BOULEVARD SAINT-GERMAIN, 79

1879

Tous droits réservés.

PRÉFACE

Ce n'est pas sans dessein que l'auteur a rapproché l'une de l'autre l'étude de l'*Alcool* et celle du *Tabac*.

Des deux côtés, une curieuse histoire, des débuts modestes, une marche rapidement envahissante, une consommation constamment progressive :.... tout est analogie entre ces deux besoins factices que s'est imposés la société moderne.

Au début, l'alcool sortait de l'officine du pharmacien par gouttes. Les découvertes de la science et les progrès de l industrie ont multiplié les sources et transformé ces gouttes en torrents.

Le tabac n'était d'abord livré que sur prescription médicale. La fumée qu'il répand aujourd'hui nous enveloppe et nous poursuit partout ; elle obscurcit et vicie l'air que nous respirons.

Entre le rôle économique, social, moral, hygiénique de l'alcool et du tabac, il n'y a pas une moins frappante analogie.

Alcool et tabac sont l'occasion de dépenses considérables pour les individus, et la source d'immenses recettes pour le Trésor des États.

Tous deux absorbent sans profit, mais non sans danger, le superflu du riche ; tous deux enlèvent, à l'homme qui n'a de ressource que son travail, jusqu'au nécessaire : pour ces nouveaux besoins, on se prive, soi et les siens, on se gêne ; on consacre son temps à ces habitudes, on leur livre sa volonté et ses forces ; mais abdiquer sa liberté, ouvrir la porte à l'oisiveté, à la maladie, c'est introduire chez soi le principe de toutes les défaillances, et au foyer les éléments de la ruine et de la misère.

L'alcool et le tabac arrachent à l'agriculture des terres et des bras, qu'il ne faut plus compter pour la production des céréales indispensables à l'alimentation.

L'alcool et le tabac constituent des besoins anti-sociaux et anti-intellectuels.

Les fumeurs s'isolent et rendent les réunions impossibles. Les fumoirs ont fait le vide dans les salons; les rapports sociaux, la conversation n'existent plus.

La passion de l'alcool grandit dans l'isolement que le buveur recherche. N'a-t-on pas vu, dans un pays voisin, le fléau, après avoir pénétré dans chaque *box* des tavernes, pour atteindre toute une population ouvrière, monter jusqu'aux sommets de la société, et l'ivresse envahir presque toutes les tables, à la faveur des habitudes d'isolement qu'elle met à profit? Les mœurs s'y prêtaient!

Ailleurs, comme en France, où elles se montraient moins favorables, les mœurs ont dû se transformer.

Le tabac fait rêver : habitude funeste pour l'attention et l'application nécessaires au travail.

L'alcool fait délirer, et peut conduire par une série de degrés, rapidement franchis, à toutes les folies, à tous les vices, à tous les crimes.

La consommation de l'alcool et du tabac s'accroît d'une manière effrayante.

C'est que ni l'un ni l'autre ne comportent de mesure.

De l'usage à l'abus, du passe-temps accidentel à l'habitude tyrannique, au besoin insatiable, à la passion irrésistible, il n'y a qu'une distance très-courte, et qui sera fatalement parcourue.

Voyez ce jeune homme qui s'impose de surhumains efforts pour parvenir à fumer ; cet ouvrier contraint à partager pour la première fois les libations de ses camarades. L'un fume en dépit de toutes les répugnances de son être, l'autre semble avaler une horrible médecine.

Tous deux aspirent à être des hommes.

Ce jour-là, la tyrannie de l'exemple, le respect humain, ont créé un fumeur et un buveur de plus.

Bientôt on luttera en vain pour rappeler à la modération ce fumeur une fois entraîné, ou cet homme qui aura pris goût aux boissons alcooliques.

Combien peu consentent à diminuer les doses, à renoncer à ces habitudes, à s'affranchir des préjugés qui y conduisent ou qui semblent les justifier !

Les fallacieuses étiquettes sous lesquelles le tabac et l'alcool se sont présentés n'ont pas encore perdu tout leur prestige. Le premier s'appelait *l'herbe à tous les maux* ; le second s'intitule encore *l'eau-de-vie.* Interrogez les habitués de la pipe ou du petit verre, et vous trouverez que le souvenir des propriétés que rappellent ces mirifiques dénominations a encouragé plus d'un néophyte et soutient plus d'un adepte.

Il faut arracher ce masque : l'alcool et le tabac sont deux poisons.

Avec le temps et la répétition des doses, tous deux exercent sur la santé une funeste influence.

Par une stimulation continuelle, inutile, ils épuisent la force nerveuse, source de la vie. Si l'un, le tabac, énerve, engourdit, éteint peu à peu les facultés, l'autre, l'alcool, les trouble violemment, en altérant plus profondément encore les organes et les fonctions. Voies différentes qui peuvent conduire aux mêmes résultats : maladies, misère matérielle et morale pour l'individu, stérilité et abâtardissement des races ; non-valeurs et dangers pour la société.

Il ne faut rien exagérer, et par respect pour la vérité, et dans l'intérêt même du but que l'on veut atteindre. Aussi des faits, des chiffres statistiques sont-ils à chaque page de ce livre mis sous les yeux du lecteur ; une démonstration facile marche parallèlement à un exposé qu'elle ne vient que trop justifier.

Signaler le mal ne suffit pas. Comment le guérir?

Les uns verraient dans l'élévation de l'impôt la sécurité de l'avenir.

D'autres croient à l'efficacité d'une répression pénale énergique.

Tout cela n'atteint ni le mal tout entier, ni les sources du mal.

Lorsque, par exemple, la loi punit l'ivresse patente, scandaleuse (elle ne peut guère atteindre que celle-là!), et que le public, témoin du scandale, se contente d'en rire, certes la répression n'est pas inutile, mais elle n'a et ne peut avoir la prétention de constituer ou de préparer une réforme.

L'obstacle d'un prix élevé, la menace d'une pénalité sont des freins salutaires, mais trop insuffisants.

Ce sont les mœurs, c'est l'esprit public qu'il faut réformer.

C'est l'ignorance, c'est l'indifférence, — cette caractéristique de notre époque, — qu'il faut attaquer et vaincre.

Pour fortifier ou affranchir tant de volontés défaillantes ou asservies par les préjugés, l'instinct d'imitation ou la mode, il faut réveiller le sentiment de la dignité qui abdique, et faire un appel énergique à la notion du devoir.

Ainsi ont pensé les savants et les hommes de cœur qui ont entrepris la tâche de diminuer l'abus de l'alcool et du tabac, par la fondation de Sociétés destinées à instruire, éclairer, moraliser les masses, et à améliorer du même coup le bien-être, la santé et la moralité des populations de nos villes et de nos campagnes.

L'auteur croit fermement à la sagesse du moyen, et en écrivant ce petit livre, où enseignements et conseils ont tour à tour leur place, il a voulu apporter sa part à ces généreux efforts.

L'ALCOOL ET LE TABAC

L'ALCOOL

Historique.

L'alcool a été longtemps une drogue de la pharmacie, que l'on ne délivrait que sur prescription médicale.

La mode, qui se glisse un peu partout, cessa un jour de patronner ce médicament, sauf à y revenir, comme elle tend à le faire à cette heure.

Mais, pendant qu'à l'officine du pharmacien l'alcool perdait ainsi de sa vogue, des débits spéciaux s'établissaient partout pour la vente de cette boisson, et là, le contrôle du médecin, jugé nécessaire autrefois pour une vente par *gros* et par *scrupules*, ne fut plus requis pour une consommation qui se chiffre par *millions d'hectolitres*.

La drogue était élevée au rang de boisson!

Comme telle, il n'y a plus pour juge de sa valeur, de son opportunité, que le goût, l'entraînement, la passion du public : c'est avec cela qu'il faut compter ! Quant à la mesure, il n'en existe d'autre que la fantaisie du consommateur.

Devant une fortune aussi rapide, il est permis de demander à ce parvenu d'hier, d'où il vient, quels sont ses titres à la faveur générale, ce qu'il nous coûte, et ce qu'il nous donne en échange.

Au public, il faut dire la vérité sur l'origine, la production, la consommation, le prix, les falsifications, les dangers de toutes sortes et les abus de l'alcool.

L'alcool a un passé, une histoire; il a même, si je puis ainsi dire, un dossier judiciaire assez important. Consultons-les.

L'alcool est le principe actif de toutes les boissons qui enivrent.

Il y en a dans le vin, et le vin a été connu de temps immémorial.

La Bible nous apprend que Noé planta la vigne, et qu'il fut surpris par l'action enivrante du vin.

La mythologie célèbre Bacchus et ses présents.

Toutes les nations ont usé et abusé du vin.

Dissimulé dans le vin l'alcool fit de tout temps des dupes et des victimes.

Des prohibitions et des peines sévères furent édictées, et frappèrent ceux qui s'enivraient.

Les Locriens punissaient de mort ceux qui avaient bu du vin *sans ordonnance de médecin.*

Platon interdisait le vin jusqu'à l'âge de 22 ans.

A Rome, le vin était défendu avant 30 ans. Cette boisson était absolument interdite aux femmes.

Une dame romaine, ayant ouvert de force le tiroir où son mari serrait la clef du cellier, fut condamnée à mourir de faim.

Un mari avait à Rome le droit de tuer sa femme, si celle-ci avait bu du vin.

La loi du Koran sévit rigoureusement contre ceux qui usent de cette boisson.

Les édits de nos anciens rois punissaient de la prison et des verges quiconque s'enivrait.

Mais l'alcool se déguise encore sous l'apparence de boissons autres que le vin.

L'effet est toujours à peu près le même.

Que ce soit le vin, la bière ou le cidre, c'est toujours de l'alcool mêlé à une plus ou moins grande quantité d'eau que le consommateur prend, souvent sans le savoir, et qui détermine l'ivresse.

Telle est la première phase des méfaits de l'alcool. Il agit encore là, à l'état de puissance mystérieuse, occulte, cachée dans des boissons dont l'abus seul devient un péril et constitue un vice.

Il n'y restera plus longtemps, sans que l'homme trouve le moyen de l'extraire, et de multiplier par là la force, le nombre et le danger des boissons qui enivrent.

La distillation est ce moyen.

La distillation, ou le procédé pour isoler l'alcool des boissons qui en renferment, et en particulier du vin (c'est par là que l'on a commencé), aurait été découverte, suivant les uns, par un médecin de Montpellier, qui vivait au viiie siècle, Arnauld de Villeneuve. La liqueur obtenue a été appelée *esprit-de-vin*, en raison de la boisson d'où elle avait été tirée.

D'autres auteurs attribuent aux Arabes l'honneur de cette découverte. Tout ce que l'on sait, c'est que la distillation était en usage chez eux au xiiie siècle.

Quoi qu'il en soit, ce n'est guère que vers 1313 que l'on mit en pratique en France cet art nouveau, et qu'on l'appliqua à la fabrication de la boisson appelée *eau-de-vie*, nom destiné à indiquer les merveilleuses vertus dont l'imagination de ses propagateurs, et en particulier de Raymond Lulle, disciple exalté d'Arnaud de Villeneuve, avait doué ce prétendu remède universel.

Mais la production d'alcool était fatalement limitée, tant qu'elle n'avait que le vin pour origine. On ne mettait à la chaudière que les vins de qualité inférieure. Le vin pouvait manquer. Bien longtemps avant que l'oïdium et le phylloxera eussent fait leur apparition, la récolte du vin a été inégale, incertaine, précaire !

Bientôt on apprit à faire de l'alcool avec l'avoine, l'orge, le blé germé, soumis à la distillation.

Ce n'est pas tout.

Au commencement du siècle, la France ne connaissait d'autre sucre que le *sucre de canne*, que lui envoyaient les colonies. Le blocus continental suspend tout à coup l'importation. Mais la consommation du sucre est déjà assez répandue pour être devenue un besoin. L'industrie s'ingénie à le satisfaire, et le sucre de betterave, ou *sucre indigène*, vient remplacer le sucre de canne.

Tout s'enchaîne dans les découvertes de la science, et les progrès de l'industrie se tiennent par des liens qui ne tardent pas à conduire à de nouveaux résultats.

On sait combien le sucre de betterave est largement entré en concurrence avec le sucre de canne.

En 1849, la production totale dans les différentes contrées fournissait 95,500 tonnes de sucre de betterave pour 930,000 tonnes de sucre de canne. En 1857, la proportion monte à 226,646 tonnes pour le sucre de betterave, et à 1,120,753 pour le sucre de canne.

En France, de 1828 à 1836, la production du sucre de betterave s'est élevée de 2,665,000 kilogrammes à 49 millions.

De 1837 à 1847, elle a monté à 53 millions. De 1847 à 1854, elle a atteint 77 millions de kilogrammes.

Mais le jus de betterave fermenté ne fournit pas seulement du sucre, il donne aussi de l'alcool.

La pomme de terre, les sirops de fécule produisent également de l'alcool par la fermentation.

Désormais la demande peut s'élever. La consommation de l'alcool pour l'industrie ou pour les boissons peut se montrer exigeante ; on est sûr de ne plus en manquer. Les sources sont nombreuses ; les appareils, les procédés de fabrication se perfectionnent chaque jour : la production sera à la hauteur des besoins.

A cet état de choses, on voit aisément ce que l'industrie gagne. Il y a malheureusement, — on en pourra juger au cours de cette étude, — quelques ombres au tableau de cette prospérité, et le souci de la santé et de la moralité publiques impose plus d'une réserve.

Propriétés et usages de l'alcool.

L'alcool est un liquide incolore, d'une odeur agréable, d'une saveur brûlante, quand il est concentré.

Il bout à 79°. Il brûle avec une flamme bleuâtre.

Il reste à l'état liquide, même à 90° au-dessous de zéro. — Sa densité est de 0,79.

L'alcool est chimiquement composé de carbone, d'hydrogène et d'oxygène. Aussi ce liquide brûle-t-il très-facilement, et donne-t-il beaucoup de chaleur. On s'en sert comme combustible dans les petites lampes de laboratoire ou de ménage (fig. 1).

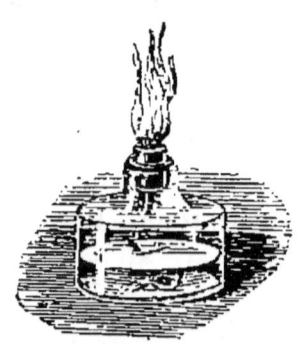

L'alcool a bien d'autres usages. Ainsi, il sert dans la fabrication des thermomètres.

Destiné à constater les variations de température, le *thermomètre* doit être construit de manière à permettre d'apprécier les températures les plus basses comme les plus élevées.

Fig. 1. — Lampe à alcool.

On emploie pour la construction de cet instrument, suivant l'usage auquel on le destine, un liquide dont les propriétés permettent l'une ou l'autre de ces deux constatations.

Le thermomètre ordinaire dont on fait usage dans notre climat. n'a pas, il est vrai, besoin de donner en général des températures au-dessus de + 40, et au-dessous de — 20 degrés.

Dans cet instrument qui n'est pas construit pour les températures extrêmes, l'alcool ou le mercure peut indifféremment être employé.

Il n'en est plus de même dans les thermomètres construits pour les voyages dans les hautes latitudes, au voisinage du pôle par exemple, où un froid de — 40° est assez ordinaire.

Il n'en est plus de même non plus pour certains usages industriels, où le thermomètre doit marquer des températures de + 100°, et plus.

Le mercure, qui se solidifie à — 40°, mais qui ne bout qu'à 350°, sert à construire les thermomètres destinés à mesurer les températures élevées.

L'alcool, qui bout à 79°, mais ne gèle pas à — 90°, est employé dans les instruments disposés pour apprécier les basses températures. Quand on fait usage de l'alcool pour la construction du thermomètre, on colore ce liquide en rouge pour le rendre plus apparent.

La propriété que possède l'alcool de dissoudre un très-grand nombre de matières organiques, qui sont insolubles dans l'eau, en fait un des agents les plus précieux dont la chimie dispose.

Il dissout certaines substances d'origine végétale très-usitées, ainsi les huiles essentielles, les térébenthines, les baumes, les résines, les alcalis, quelques acides.

Les vernis à l'alcool employés dans l'industrie ne sont autre chose qu'une solution de résine dans l'alcool. Quand on applique ces vernis à la surface d'un corps, l'alcool s'évapore, et la résine reste.

Nous avons dit que c'est en médecine et en pharmacie que l'alcool a d'abord été employé.

Il est la base de toutes les teintures[1], esprits ou alcoolats[2], et d'une foule de médicaments toniques ou excitants.

La parfumerie en fait un très-fréquent usage, pour la solution et la division des essences et résines odorantes.

L'eau de Cologne n'est autre chose qu'une solution d'un grand nombre d'essences très-parfumées dans l'alcool, ainsi qu'on peut le voir dans la formule suivante :

Essence de bergamote	. . . . .	96
— de citron	. . . . . .	96
— de cédrat	. . . . . .	96
— de romarin	. . . . .	48
— de fleurs d'oranger	. .	48
— de lavande	. . . . .	48
— de cannelle	. . . . .	24
Alcool à 34° Cartier	. . . . .	12.000
Alcoolat de mélisse composé	. .	1.500
— de romarin	. . . . .	1.000

Mêlez et distillez.

Ces essences disparaissent dans l'alcool : l'eau de Cologne est parfaitement limpide.

1. On appelle *teinture* la dissolution de certaines substances dans l'alcool, par exemple, la teinture d'aloès, de camphre, etc...

2. Les *alcoolats* sont des médicaments liquides formés d'alcool chargé par la distillation des principes volatilisables de certaines substances.

Mais elles ne sont pas solubles dans l'eau. Ainsi, quand on verse quelques gouttes d'eau de Cologne dans de l'eau, les essences, insolubles dans ce nouveau liquide, apparaissent sous forme d'un nuage blanchâtre, les particules solides restant en suspension dans l'eau et troublant sa limpidité.

L'alcool prévient la décomposition et la putréfaction des matières organiques.

Nous n'en finirions pas si nous voulions énumérer tous les usages de l'alcool, dans les arts, dans l'économie domestique, etc.

Enfin, l'alcool forme la base de toutes les boissons alcooliques.

Mêlé à l'eau par parties égales, il constitue l'eau-de-vie.

C'est l'alcool qui donne aux vins, cidres, bières, leurs propriétés excitantes et enivrantes.

L'alcool concentré est un violent poison.

L'alcool, même dilué, pris à doses fréquemment répétées, a sur l'organisme une action des plus dangereuses, action sur laquelle nous insisterons, après avoir montré quelle irrésistible tendance l'homme manifeste pour ce liquide, et quelle proportion fatalement croissante a suivi l'usage des boissons alcooliques, ou de l'alcool sous toutes ses formes.

L'alcool et les diverses espèces de boissons alcooliques.

Boissons alcooliques. — Toute boisson qui contient de l'alcool en proportion plus ou moins grande est une boisson alcoolique.

D'où provient cet alcool?

Il résulte de la transformation du sucre contenu naturellement ou chimiquement développé dans les substances dont la liqueur est tirée.

Ainsi, par exemple, le sucre existe *naturellement* dans le jus du raisin, de la pomme, de la betterave.

Il se produit dans certaines conditions naturelles, ou artificiellement déterminées dans les graines de céréales [1].

Il se produit, par des réactions chimiques fort simples, dans la fécule de pomme de terre, le sucre d'amidon, et le sirop de fécule [2].

Dans tous ces cas, et quelle qu'en soit la provenance, le sucre pourra fournir de l'alcool.

Il suffira pour cela de mettre en présence du sucre, de l'eau et un ferment, et d'élever la température de 15 à 30°.

---

[1]. A l'époque où le grain germe, il s'y développe naturellement un principe appelé *diastase*, qui transforme l'amidon du grain en sucre ou glucose, destiné à fournir les éléments de la nutrition et de l'accroissement du jeune végétal.

Le *maltage* reproduit artificiellement dans la fabrication de la bière les conditions d'humidité et de température qui favorisent la germination naturelle, et la production de la matière sucrée.

[2]. Le sucre d'amidon s'obtient en traitant l'amidon par de l'eau contenant $\frac{1}{100}$ d'acide sulfurique, maintenue à 100° environ une demi-heure; l'amidon est changé en sucre. L'acide, traité par de la craie, se transforme en sulfate de chaux et se précipite : il reste du sirop de fécule. Évaporé, concentré, ce sirop donne une masse blanche qui est le sucre d'amidon.

Qu'est-ce qu'un *ferment*, et quel rôle ce corps vient-il jouer dans l'opération ?

On appelle *ferment* ou *levûre* une espèce de végétal microscopique qui se développe spontanément soit dans les plantes, soit dans les matières abandonnées à la putréfaction, soit surtout dans une dissolution de sucre.

La présence et l'action du ferment donnent au liquide où il se développe un aspect louche. Ce trouble est causé par la formation d'un nombre considérable de petits corps ovoïdes qui augmentent de grosseur jusqu'à ce qu'ils atteignent un diamètre de $\frac{1}{100}$ de millimètre. De petites bulles de gaz viennent se former à la surface. Ce gaz est de l'acide carbonique, le même qui se produit à la surface des cuves où fermente le vin, et qui peut, quand il est très-abondant, déterminer l'asphyxie du vigneron.

Bien des explications ont été données de la manière dont agit le ferment pour transformer le sucre en acide carbonique et en alcool. Aucune ne donne une satisfaisante solution des questions complexes que soulève ce mystérieux phénomène.

Contentons-nous donc d'étudier les faits.

Boissons fermentées. — Quand on abandonne à elle-même une dissolution de sucre, à laquelle on a ajouté de la *levûre* de bière, il se produit bientôt dans le liquide un mouvement tumultueux; des bulles de gaz viennent se dégager à la surface, la température s'élève peu à peu, le liquide se couvre de mousse et prend une odeur vineuse, caractéristique : l'ensemble de ces phénomènes constitue *la fermentation*, le gaz qui s'échappe est de l'acide carbonique, l'odeur vineuse est due à la production de l'alcool.

Au lieu d'une dissolution de sucre, opère-t-on sur le jus sucré du raisin, de la pomme, de la poire, et d'un grand nombre de fruits, la même série de faits va se reproduire, sans qu'il soit besoin d'ajouter un ferment. Le ferment existe tout préparé dans le liquide.

Ainsi se produit l'alcool dans les boissons fermentées, comme le *vin*, le *cidre*.

Les graines des céréales contiennent de la *fécule* ou amidon. Au moment de la germination naturelle, la fécule du grain se transforme en sucre. En faisant germer artificiellement du grain, on obtiendra donc du sucre, et ce sucre fermentera, si on y ajoute un peu de levûre. C'est sur ce principe qu'est fondée la préparation de la *bière*, autre boisson dans laquelle la fermentation détermine la formation d'une certaine quantité d'alcool.

Mais cette transformation n'est pas spéciale au jus du raisin, de la pomme, à l'orge, aux graines des céréales; toutes les substances féculentes, la fécule de pomme de terre par exemple, tous les liquides sucrés, comme le jus de betterave, donneront les mêmes résultats, et fourniront aussi de l'alcool.

Boissons spiritueuses : alcools, esprits, eaux-de-vie. — Cet alcool peut être isolé des liquides au sein desquels il s'est formé. On peut à l'aide de manipulations successives l'obtenir de plus en plus concentré, de plus en plus pur, jusqu'à ce que l'alcool soit entièrement privé d'eau.

Quand le liquide contient encore 50 à 55 pour 100 d'eau, il prend le nom d'*eau-de-vie*; il prend le nom d'*esprit*, quand il est plus concentré; on l'appelle *alcool absolu* quand il ne contient plus d'eau.

L'*eau-de-vie* ou l'*alcool* qui provient du vin, est un liquide bien différent, quant au goût, de celui que l'on obtient en opérant sur le jus de betterave ou sur la fécule de pomme de terre ou de grains. Dans le premier cas, on donne au liquide le nom d'*alcool bon goût*; dans le second, le nom d'alcool ou d'eau-de-vie *mauvais goût*. .

Nous verrons plus loin que ce n'est pas là la seule différence ni la différence la plus importante qui les caractérise.

Liqueurs. — A côté des eaux-de-vie, il faut mentionner les boissons spiritueuses ou liqueurs:

Le *rhum*, produit de la distillation de la mélasse de canne à sucre;

Le *tafia*, tiré également de la canne à sucre;

Le *genièvre* ou *gin*, provenant de la distillation des eaux-de-vie de grain ou de fécule, et des baies de genièvre;

Le *kirsch*, obtenu par la distillation du jus et des noyaux des cerises noires;

Le *rack* ou *arack*, liqueur tirée du riz fermenté;

Le *whiskey*, obtenu par la fermentation de l'avoine, ou de la *drèche* (*malt* de bière épuisé par le brassage);

L'*alcool de koumiss*, résultant de la fermentation du lait de jument;

L'*absinthe*, produite par la distillation de l'eau-de-vie sur les sommités d'absinthe;

Le *curaçao*, liqueur formée d'alcool aromatisé avec des zestes d'oranges amères;

Le *cassis*, préparé avec les fruits du cassis infusés dans l'eau-de-vie;

L'*anisette*, mélange d'alcool et de sucre, aromatisé avec les fruits de l'anis étoilé ou badiane;

Le *marasquin*, ou eau-de-vie de prunes et de pêches;

Le *vermout*, obtenu par la macération de plantes amères et excitantes dans du vin blanc;

Le *bitter*, composé où l'alcool est uni aux essences amères.

Enfin, on peut y ajouter toutes les préparations sans nombre, et de noms variés à l'infini : *liqueur de la grande chartreuse*, *bénédictine*, etc., etc.

Toutes les liqueurs spiritueuses ou alcooliques, quelle que soit leur provenance, quelque goût qu'elles empruntent à leur mode de préparation, ou aux plantes, fruits, essences qui ont servi à les fournir ou à les aromatiser, ont un élément commun : l'alcool.

Dans les boissons fermentées naturelles : vin, cidre, bière, la quantité d'alcool ne dépasse jamais une certaine proportion, au delà de laquelle la fermentation s'arrêterait d'elle-même. Ainsi, même dans le vin, elle ne va jamais au delà de 7, 10 à 15 pour 100 [1].

Dans les iqueurs spirit uses, surtout celles préparées par voie de mélange, la proportion d'alcool n'est pas limitée.

Ajoutons que dans le vin, le cidre, la bière, l'alcool résultant de la fermentation se trouve, par une combinaison naturelle, dilué dans une proportion convenable, et mêlé à des éléments sucrés et aromatiques. Il est comme dosé naturellement et atténué.

Il n'en est plus de même dans les liqueurs spiritueuses, où, dégagé artificiellement de cette combinaison, l'alcool prend des propriétés infiniment plus énergiques, et présente, comme on le verra, des effets bien plus dangereux.

Production.

La production des alcools n'a cessé d'augmenter progressivement.

Ainsi, la France produisait :

En 1843. . . .	479.680	hectolitres d'alcool.
En 1853. . . .	726.318	—
En 1863. . . .	1.227.283	—
En 1873. . . .	1.486.233	—

1. Il ne s'agit pas ici bien entendu des vins fabriqués de toutes pièces, ou *alcoolisés* à la cuve, ou *vinés* au tonneau par l'industrie, soit pour en assurer la conservation, soit pour satisfaire les exigences des consommateurs étrangers; alors la quantité d'alcool n'a plus rien de fixe dans ce .iquide qui n'a plus guère du vin que le nom.

L'annéé 1874 a donné cependant un chiffre un peu moins élevé :

$$1.273.311,$$

diminution due à l'élévation des droits dont les alcools sont frappés, tout autant qu'à l'insuffisance de la récolte.

En effet, le chiffre de la production de l'alcool n'est pas dans une relation aussi étroite que l'on serait tenté de le croire avec le chiffre de la production du vin, et il est loin d'être aussi variable que permettrait de le supposer le rendement si incertain, si éventuel de la vigne.

La vigne a cessé d'être actuellement la source la plus importante de la production de l'alcool. Y a-t-il insuffisance, déficit de ce côté, le vide est bientôt comblé par les alcools d'industrie : eaux-de-vie et alcools de grains, de pommes de terre, de betteraves, de mélasses.

Il n'est pas indifférent pour la qualité des alcools et pour la santé publique que l'alcool ait telle ou telle provenance. Nous verrons plus loin combien a été funeste au point de vue de l'extension des habitudes alcooliques, au point de vue de l'hygiène, la découverte d'une source de production d'alcools aussi inépuisable, et aussi indépendante des années et des récoltes.

Aucun pays ne présente cependant une richesse en vins égale à la nôtre.

La culture de la vigne occupe chez nous plus de

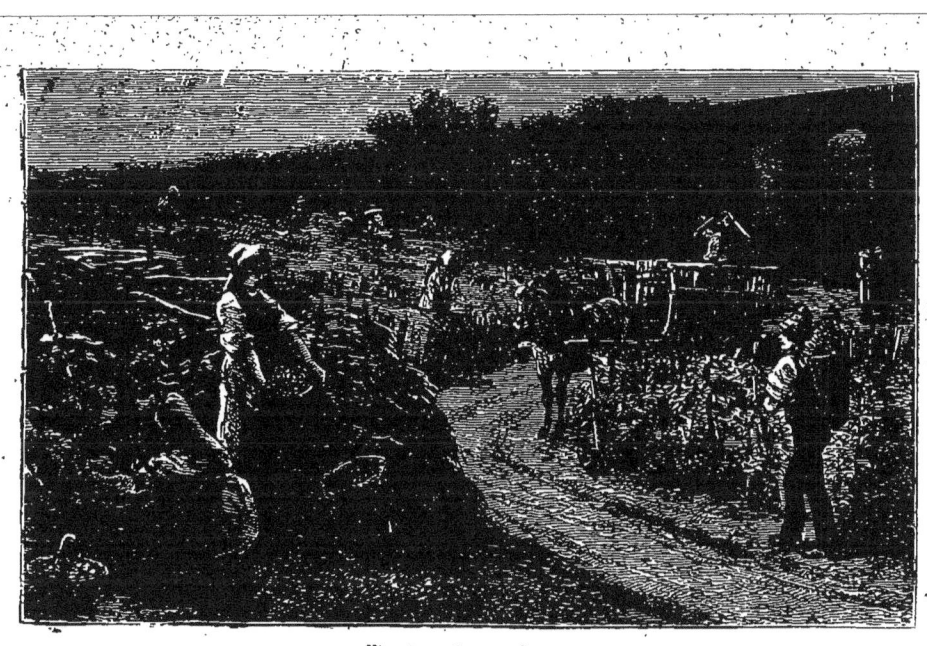

Fig. 2. — Les vendanges.

2 millions d'hectares, t 76 départements concourent à la production du vin.

Sans parler des excellents crus que la France possède, et qui sont recherchés dans le monde entier (et parmi lesquels on peut citer à titre d'exemple les riches produits des côtes de Chambertin, de Nuits, de Beaune, de Meursault, et les vins du Bordelais, les Château-Margault, Laffitte, Latour, Yquem, etc.), nos vins d'ordinaire, de deuxième, troisième et quatrième qualités du Mâconnais, du Beaujolais, de la Côte-d'Or et de Bordeaux, et nos vins communs eux-mêmes constituent pour la population du pays une richesse agricole de premier ordre, et une boisson salutaire, excellente [1].

Beaucoup de ces derniers vins sont exportés après avoir été alcoolisés au degré voulu pour la conservation, pour le transport, ou pour le goût des consommateurs étrangers.

Beaucoup servent à faire des eaux-de-vie et des liqueurs.

---

1. « Ce qui distingue surtout les vins français de ceux des autres pays, c'est leur étonnante variété ; en effet, les vins de nos premiers crus ont un goût et un parfum qui leur sont propres, et que l'on reconnaît facilement, sans avoir une grande habitude de la dégustation. Les vins, même de crus très-voisins et qui ne sont séparés que par un mur ou par un chemin, ont entre eux des dissemblances assez sensibles pour être appréciées par les gourmets expérimentés du pays, qui, après avoir goûté vingt essais qu'on leur présente, ne se trompent sur aucun, et indiquent la vigne d'où provient chacun d'eux. » (A. Jullien, *Topographie de tous les vignobles connus*.)

Nous donnons ici, d'après un savant travail du Dr Lunier, un tableau de la production comparée des différents départements de la France, et du total de la production du vin en 1874 [1] :

De la production des vins en France en 1874.

Ain	545.991
Aisne	49.844
Allier	164.645
Alpes (Basses-)	94.905
Alpes (Hautes-)	86.304
Alpes-Maritimes.	53.177
Ardèche.	278.525
Ardennes	7.127
Ariége.	136.680
Aube	262.800
Aude	3.322.244
Aveyron.	508.086
Bouches-du-Rhône.	346.225
Cantal.	10.059
Charente	4.520.946
Charente-Inférieure	7.277.156
Cher.	157.987
Corrèze	277.045
Côte-d'Or	486.838
Creuse.	40
Dordogne	1.581.529
Doubs.	86.563
Drôme.	214.585
Eure.	15.103
A reporter.	20.484.404

1. Lunier. *De la production et de la consommation des boissons alcooliques en France*, dans la *Tempérance*, bulletin de la Société française de Tempérance, Association contre l'abus des boissons alcooliques, 1874, 1875.

Report.	20.484.404
Eure-et-Loir.	8.959
Gard	1.739.507
Garonne (Haute-)	784.328
Gers	2.014.850
Gironde.	5.123.643
Hérault.	13.071.342
Ille-et-Vilaine.	750
Indre.	157.967
Indre-et-Loire.	965.505
Isère	747.021
Jura.	564.702
Landes	589.941
Loir-et-Cher.	516.424
Loire	223.563
Loire (Haute-).	51.401
Loire-Inférieure	1.914.427
Loiret.	122.151
Lot.	453.236
Lot-et-Garonne.	1.519.100
Lozère.	10.720
Maine-et-Loire.	609.393
Marne.	371.752
Marne (Haute-)	100.000
Mayenne.	1.342
Meurthe-et-Moselle.	337.267
Meuse.	255.939
Morbihan	38.512
Nièvre	78.049
Oise.	6.260
Puy-de-Dôme	593.824
Pyrénées (Basses-).	229.166
Pyrénées (Hautes-).	219.639
Pyrénées-Orientales	1.400.189
Rhône.	1.003.783
Saône (Haute-)	67.752
Saône-et-Loire.	892.365
A reporter.	57.268.673

Report.	57.268.673
Sarthe.	150.539
Savoie.	264.504
Savoie (Haute-)	123.639
Seine	28.416
Seine-et-Marne.	75.450
Seine-et-Oise	222.272
Sèvres (Deux-).	313.668
Tarn	742.449
Tarn-et-Garonne.	484.931
Var	1.324.251
Vaucluse	101.021
Vendée	724.066
Vienne	797.068
Vienne (Haute-)	42.584
Vosges	69.370
Yonne.	413.166
Total.	63.146.067

L'année 1873 n'avait donné qu'un total de 35.873,305 hectolitres.

Il faut ajouter que, d'après la statistique officielle, la vigne occupait en Algérie, en 1870, plus de 22 mille hectares.

La quantité de vin annuellement introduite d'Algérie en France ne dépasse guère 400,000 hecto-litres.

Mais, si la production du vin est limitée à quelques contrées favorisées, on boit du vin dans toutes les parties du monde.

Aussi la France exporte-t-elle chaque année en Europe, en Algérie, et dans le Nouveau-Monde de très-grandes quantités de vin.

En 1852, la quantité de vin exporté n'atteignait que 2,419,604 hectolitres.

Aujourd'hui, elle dépasse 4 millions d'hectolitres !

La production annuelle du cidre en France est estimée en moyenne à 8,543,047 hectolitres.

Celle de la bière a été dans notre pays, en 1873, de 7,376,947 hectolitres.

La consommation de la bière à Londres dépasse 4 millions d'hectolitres.

On se fait difficilement chez nous une idée de l'importance qu'a prise en Angleterre la fabrication de la bière. Non-seulement les Anglais consomment chez eux des quantités énormes de cette boisson (à Londres, on estimait en 1836 cette quantité à 300 litres par personne), mais ils portent partout ce besoin et le communiquent aux populations avec lesquelles ils sont en rapport.

La bière tend ainsi, grâce aux nombreuses relations que l'Angleterre entretient avec toutes les parties du monde civilisé, à devenir un breuvage quasi universel.

On peut en juger par les chiffres qui suivent :

En 1860, sur 574,872 tonneaux de bière, évalués à 2,055,779 livres sterling, et dont la majeure partie avait été fabriquée à Londres même, l'Inde anglaise a consommé 201,674 tonneaux ; l'Australie et la Nouvelle-Zélande en ont pris 148,963 tonneaux ; l'Amérique 23,082 ; la Chine a reçu 31,348 tonneaux : or, en raison du petit nombre d'Anglais qui résident en ce pays, cette bière était bien destinée à la consommation des Chinois, qui y ont pris goût ; la colonie du Cap a reçu 13,836 tonneaux ; Maurice,

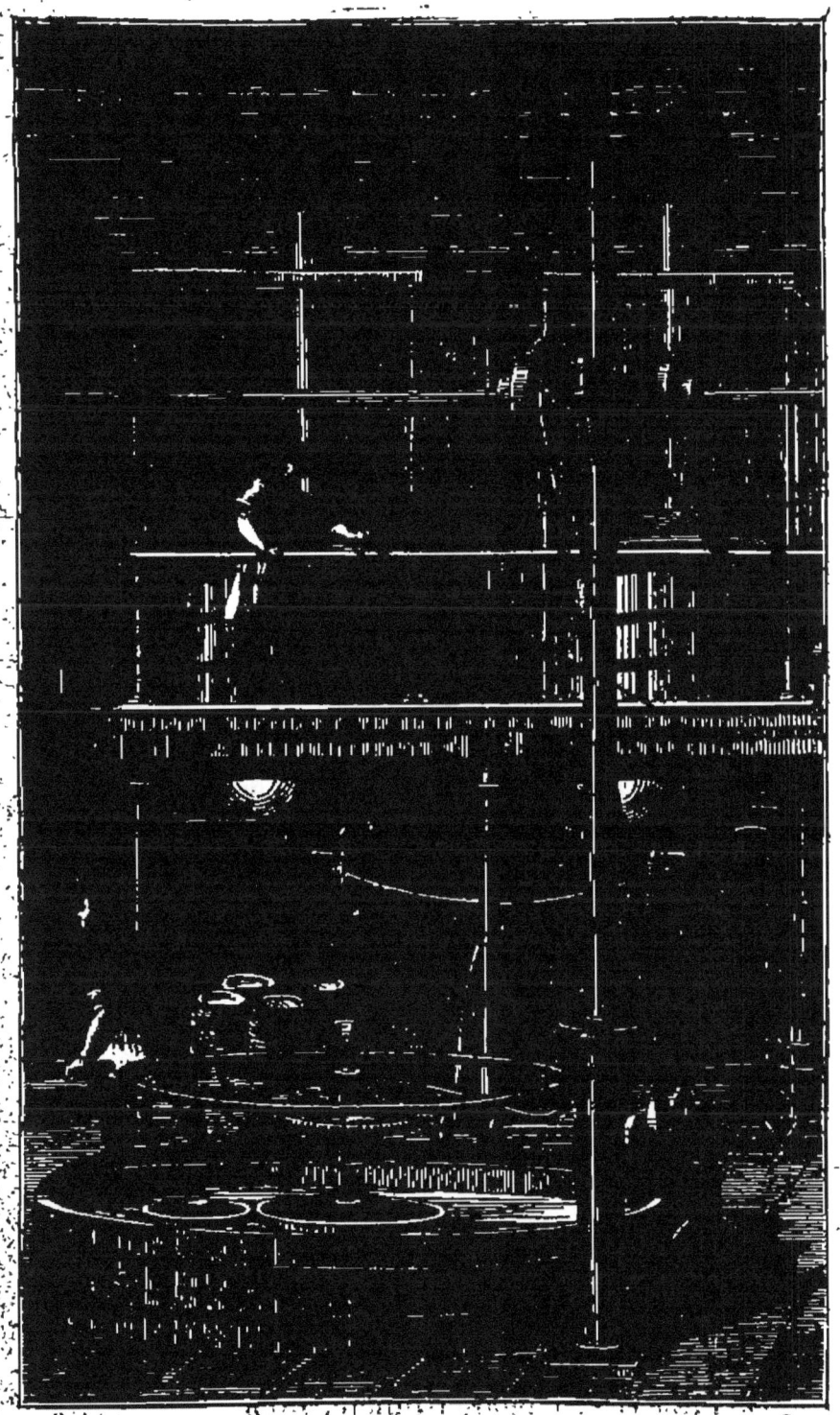

Fig. 3. — Fabrication de la bière.

7,213; les possessions anglaises des Indes occiden-
tales, 27,969 tonneaux; Ceylan, 6,755; Singapore,
5,897; et Gibraltar, 5,394. La France puise aujour-
d'hui largement à la même source, et consomme
une notable quantité des produits de ces gigantes-
ques brasseries anglaises, parmi lesquelles celles
de Barclay et Perkins, de Truman, Hanbury et
Buxton à Londres, celles de Bass et d'Allsop, ont
une juste renommée, et constituent de remarquables
curiosités de l'Angleterre.

consommation.

Le chiffre si élevé de la production de l'alcool
correspond aux exigences toujours croissantes de
la consommation.

D'après le Dr Jolly [1], la moyenne annuelle de la
consommation de l'alcool en France a suivi la progression suivante :

1° A Paris, elle a été :

De 1825 à 1830 . . . . . . de 69.071 hectolitres.
De 1831 à 1835 . . . . . .   72.315   —
De 1836 à 1840 . . . . . .   91.558   —
De 1841 à 1845 . . . . . .   110 772   —
De 1846 à 1850 . . . . . .   116.200   —
De 1851 à 1854 . . . . . .   150.047   —
De 1855 à 1860 elle a dépassé 200.000   —

2° Dans la France entière :

En 1788, la consommation était de   168.857 hect.
En 1826,   —   906.339   —

1. *Le Tabac et l'Absinthe*, Baillière, 1875.

En 1840, la consommation était de   1.088.332 hect.
En 1846,   —   1.475.000 —
En 1862,   —   2.752.000 —

Nous trouvons dans l'ouvrage du Dr Lunier que les quantités d'alcool consommées en France par le commerce intérieur et *taxées* [1] auraient été :

Du 1er octobre 1873 au 30 septembre 1874, de 1,091,201 hectolitres;

Et dans la période correspondante 1874-1875, de 868,944 hectolitres [2].

La consommation de l'absinthe suisse, ou du *poison vert,* comme on l'a justement appelée, aurait atteint, dès 1869, 25,000 hectolitres, dont 5,000 pour Paris, — plus de trois litres par individu adulte de la population masculine de la grande ville.

La consommation annuelle de l'eau-de-vie à Paris aurait été :

En 1839, de 8 litres par personne.
En 1854, de 14 litres   —
En 1864, de 28 litres   —

En 1873, la consommation de la France en alcool, vins, cidres, bières, a donné les chiffres suivants :

Vins. . . . . . 28.283.000 hectolitres.
Alcool. . . . .   910.000 —
Cidres . . . . . 2.382.000 —
Bières . . . . . 7.126.250 —

1. De très-grandes quantités d'alcool échappent régulièrement ou frauduleusement à l'impôt.

2. Nous avons donné plus haut l'explication de ce chiffre qui accuse une diminution très-peu regrettable.

En 1874, Paris a consommé :

3.213.627 hectolitres		de vins en cercles.
15.979	—	de vins en bouteilles.
89.687	—	d'alcool pur.
6.663	—	d'alcool dénaturé.
222.874	—	de bière.
103.410	—	de cidres, poirés.

Dans nos villes manufacturières, la consommation d'alcool est énorme :

A Amiens, il se boit plus de 80,000 petits verres de liqueurs enivrantes chaque matin.

A Rouen, la consommation annuelle d'eau-de-vie a été évaluée à plus de cinq millions de litres.

Quand on considère ces chiffres, on n'a plus le droit de reprocher aux peuples de l'Orient l'abus qu'ils font de l'opium. Les populations de l'Occident marchent sur leurs traces, armées d'un poison, l'alcool, qui ne le cède en rien en énergie et en désastreux effets au narcotique si recherché par les Chinois.

Aux États-Unis, l'importation des liqueurs fortes a atteint, en 1874, 8 millions de litres, pour lesquels on a payé dix-huit millions de francs.

D'autre part, les distillateurs des États-Unis ont livré, dans l'exercice 1873-1874, 280 millions de litres de liqueurs, dont les neuf dixièmes avaient été consommés à la fin de 1874.

Si on ajoute à ces chiffres les quantités si considérables de bières et de vins consommés par les Américains, on trouve que ce peuple dépense annuellement au moins un milliard 500 millions de francs en boissons alcooliques.

En Suède, pour une population de 3 millions d'habitants, on fabrique 200,000,000 de litres d'eau-de-vie, qui sont presque entièrement consommés dans le pays même. On a calculé qu'en défalquant les enfants, et une grande partie des femmes, la consommation annuelle de chaque habitant montait à 80 ou 100 litres!

A Stockholm, d'après Huss, la consommation quotidienne de l'ouvrier le plus sobre serait de 1/2 litre d'eau-de-vie de pommes de terre.

La consommation des liqueurs spiritueuses dans le Royaume-Uni (Angleterre, Ecosse, Irlande) suit une progression non moins rapide.

En 1872, elle était de 120.924.823 litres.
En 1873, — 257.216.899 —

ce dernier chiffre se décomposant en :

Liqueurs spiritueuses indigènes : 130.088.254 litres
— — exotiques : 46.006.667 —
Vins . . . . : 81.121.668 —
Total : 257.216.899 litres.

En outre, dans cette même année 1874, les habitants du Royaume-Uni ont consommé ·

4.845.802.239 litres de bière,
et environ 83.250.000 litres de cidre et d'imitations anglaises de vin [1].

1. *La Tempérance*, 1874, n° 4.

La consommation du *vin* en France, après avoir présenté quelques années faibles, suit une marche progressivement croissante, sinon d'une année à l'autre, au moins dans l'ensemble!

« Pendant la période 1829-1838, la consommation par habitant était de 63 litres ; de 1839 à 1848, elle s'est élevée à 65,20, pour descendre à 60,70, de 1849 à 1858, et même à 31,5, en 1855.

« Depuis 10 ans, elle a été en moyenne de 105 litres, et elle est aujourd'hui (1875) de 120 à 125 litres ¹ »

Cette consommation représente une quantité notable d'alcool, comme on peut le voir d'après le tableau qui suit :

Voici, d'après M. Chevallier, les proportions en volume d'alcool pur contenu dans 100 parties de différentes espèces de vin :

Vin de Marsala		23.83
—	Madère rouge	20.52
—	— blanc	20
—	Porto	20
—	Constance	18.17
—	Malaga	17.42
—	Bagnols	17
—	Roussillon	16.68
—	Johannisberg	15.16
—	Malaga ordinaire	15
—	Chypre	15
—	Rivesaltes	14.60
—	Jurançon rouge	13.70

1 , Dʳ Lunier. *Op. cit.*

Vin de Lunel		13.70
—	Angers	12.92
—	Champagne non mousseux	12.77
—	Grave	12.30
—	Beaune blanc	12.20
—	Frontignan	11.80
—	Champagne mousseux	11.77
—	Cahors	11.36
—	Hermitage rouge	11.33
—	Côte rôtie	11.30
—	Mâcon blanc	11
—	Volnay	11
—	Orléans	10.66
—	Bordeaux rouge	10.10
—	Larose	9.85
—	Pouillac	9.70
—	Vouvray blanc	9.60
—	Château-Latour	9.33
—	Léoville	9.10
—	Pouilly blanc	9
Vins vendus au détail à Paris		8.80
Vin de Château-Margaux		8.75
—	Château-Laffite	8.73
—	Sancerre rouge	8.33
—	Chablis blanc	7.88

Il faut encore ajouter des quantités très-importantes d'alcool dans les boissons, telles que la bière et le cidre livrés à la consommation.

Nous avons dit que la France produit année moyenne 7,000,000 d'hectolitres de bière ; la production du cidre dépasse encore ce chiffre.

Or, d'après Payen, la quantité d'alcool contenu dans 100 parties des *bières* les plus usitées, se répartit ainsi :

Bières de France	Strasbourg, de. . .	2,5 à 4,5.
	Lille, de.	2,9 à 3,5.
	Paris { double, de.	2,5 à 3.
	{ petite, de .	1 à 1,1.

Bières anglaises	Ale { Burton.	8,2.
	{ Edimbourg. . .	5,7.
	Porter de Londres, de	3,9 à 4,5.
	Petite bière, id. . . .	1,2

Les chiffres donnés par M. Chevallier sont à peu près les mêmes : suivant lui, la bière double donne de 6 à 8 pour 100 d'alcool; la bière forte, de 3 à 6 pour 100; le porter 4 pour 100.

Le *cidre* renferme une proportion d'alcool qui varie suivant la qualité.

Le premier cidre contient jusqu'à 9,87 pour 100 d'alcool.

Le cidre ordinaire en contient en moyenne 6 pour 100.

Le *poiré* représente une quantité d'alcool double environ de celle que renferme le cidre de pommes.

Si l'on compare les deux consommations du vin et de l'eau-de-vie, on remarque que toutes deux ont suivi une progression continuelle.

Mais celle de l'eau-de-vie s'est élevée plus rapidement que la consommation du vin.

En effet, si on rapproche, à vingt ans d'intervalle, le chiffre de ces deux consommations, on voit que, en 1836, par exemple, chaque habitant de Paris consommait 1 litre d'eau-de-vie pour 25 litres de vin.

En 1857, la consommation de l'eau-de-vie avait

doublé, chaque habitant consommant 1 litre d'eau-de-vie pour 13 litres de vin.

Il n'est donc pas absolument exact de dire, comme on a pu le dire autrefois, qu'en France on s'enivre avec le vin, en Allemagne et en Angleterre, avec la bière, les eaux-de-vie, le gin ; aux États-Unis, avec les boissons distillées et surtout les eaux-de-vie de grains.

L'eau-de-vie et les liqueurs ont malheureusement une trop grande part dans la consommation de notre pays.

La répartition de ces différentes boissons n'est pas uniforme. Ainsi, dans les départements qui récoltent du vin en abondance, la consommation des liqueurs fortes est au minimum. Elle atteint au contraire un chiffre des plus élevés dans les départements qui ne produisent pas de vin, comme dans le Nord et le Nord-Ouest.

Produit de l'impôt sur les boissons alcooliques.

La progression toujours croissante de la consommation entraîne une augmentation constante du revenu de l'impôt qui frappe les boissons alcooliques.

Il est inutile de remonter bien loin en arrière pour être frappé de la marche parallèle de deux chiffres qui expriment cette relation.

L'impôt des boissons a produit en 1872. 289,988,888 fr.
Le même impôt a donné en 1873. . . . 328,634,000 fr.
    une augmentation de près de 40 millions.

En 1874, l'impôt a donné . . . . 323,967,000 fr.
   auxquels il faut ajouter . . . . 24,133,000 fr.
   provenant des augmentations d'impôts
   appliquées en 1874, ce qui donne au
   total . . . . 348,100,000 fr.[1]

C'est-à-dire plus de 20 millions de plus que dans l'année précédente.

L'augmentation d'impôt a contribué à diminuer quelque peu la consommation en 1874-1875 (en effet, elle est tombée de 1,091,201 hectolitres d'alcool pur à 100° en 1873-1874 à 868,944 hectolitres en 1874-1875).

Ces chiffres suffisent à faire comprendre l'importance de l'impôt qui frappe les boissons alcooliques, sans qu'il soit besoin d'étendre la comparaison aux années antérieures.

On sait d'ailleurs que la base sur laquelle est établi l'impôt des boissons a plus d'une fois varié. De 1801 à 1807, un droit unique frappait les esprits, eaux-de-vie et liqueurs de toutes sortes. On ne tenait compte ni de la nature des liquides, ni de leur richesse en alcool.

De 1808 à 1824, on distingue trois catégories, selon le degré d'alcool mesuré à l'aréomètre Cartier.

Enfin, à partir de 1825, le droit est proportionnel à la quantité d'alcool pur contenu dans le liquide, et déterminée au moyen de l'alcoomètre centésimal de Gay-Lussac.

Pour l'intelligence de cette fixation, il est néces-

1. Lunier, *Op. cit.*

saire de dire un mot sur la manière dont on apprécie la quantité d'alcool contenue dans un liquide, et sur les procédés élémentaires usités pour cette recherche.

Comment on mesure la richesse d'un liquide en alcool.

La richesse d'un liquide en alcool est nécessaire à connaître pour fixer sa valeur commerciale et pour asseoir l'impôt auquel il est soumis.

Il n'est pas moins utile de la déterminer pour certains usages scientifiques ou industriels.

Comment la mesure-t-on ?

Plusieurs instruments ont été construits pour indiquer, avec une exactitude plus ou moins rigoureuse, la quantité d'alcool contenue dans le liquide dont on a intérêt à faire l'examen.

La différence de densité (c'est-à-dire de poids, sous le même volume) de l'alcool et de l'eau permet de reconnaître la proportion d'alcool que renferme un mélange de ces deux liquides [1].

Un corps plongé dans un liquide s'y enfonce d'autant moins que ce liquide est plus dense, c'est-à-dire plus lourd pour un volume donné.

Le même corps solide s'enfonce moins dans l'eau salée que dans l'eau douce, parce que la première est plus dense.

---

1. La densité de l'eau distillée étant 1, celle de l'alcool pur est de 0,79.

Voilà le principe.

Comment s'en sert-on dans la pratique pour la détermination qui nous occupe?

Pour les besoins courants du commerce, on s'est longtemps servi de l'appareil flotteur appelé *aréomètre* de Cartier.

Un aréomètre est un petit instrument en verre lesté à sa partie inférieure par un peu de mercure, et destiné à flotter sur le liquide à examiner, en s'y enfonçant plus ou moins, suivant la densité du liquide employé.

L'aréomètre Cartier est plongé dans le liquide dont on se propose d'apprécier la richesse en alcool. Il a été gradué de façon qu'il marque 10° dans l'eau pure, 44° dans l'alcool absolu. L'intervalle entre ces deux points a été divisé en 44 parties égales. L'instrument plongé dans l'eau-de-vie ordinaire marque 19°, dans de l'eau-de-vie forte, 22° (fig. 5).

Si donc l'instrument s'élève, et marque 10° ou 15° au point où il affleure, c'est que le liquide contient une quantité d'alcool moindre que dans l'eau-de-vie commune : l'addition d'eau a rendu le liquide plus dense.

Veut-on connaître non-seulement l'état approximatif de concentration du liquide, mais la quantité exacte d'alcool qu'il contient, on fait usage de l'alcoomètre centésimal ou de Gay-Lussac (fig. 4).

Dans cet instrument, le 0° de la division correspond à l'eau pure, et le point 100 à l'alcool absolu. Les degrés intermédiaires, 95, 90, 85, etc., correspondent à des mélanges dans lesquels il y a 95, 90,

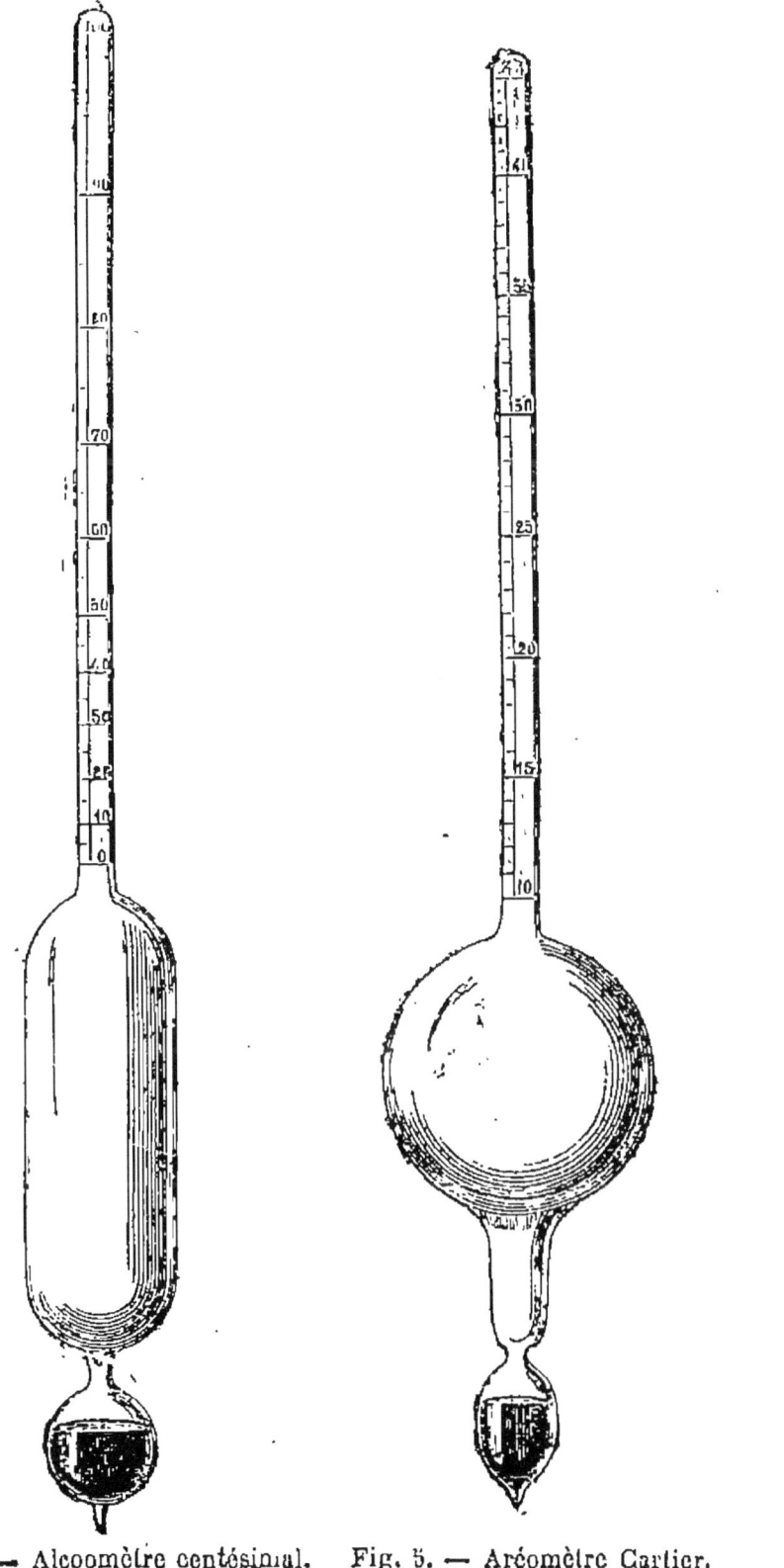

Fig. 4. — Alcoomètre centésimal.   Fig. 5. — Aréomètre Cartier.

85, etc., d'alcool. Le chiffre qu'on lit au point où affleure l'instrument, indique donc la quantité d'alcool pour 100 que renferme le liquide essayé.

Des tables présentent les corrections à faire pour les températures autres que celles de 15°, pour laquelle l'instrument a été construit.

L'alcool ordinaire du commerce marque 33° à l'aréomètre Cartier, et 84 à l'alcoomètre centésimal, c'est-à-dire qu'il contient 84 parties d'alcool sur 100.

Le point d'ébullition de l'alcool est inférieur à celui de l'eau. Ainsi, l'alcool bout à 78°, l'eau à 100°. Sur cette différence, a été fondé un instrument appelé *ébullioscope*, au moyen duquel on peut apprécier la quantité d'alcool contenue dans un liquide composé d'eau et d'alcool, suivant que ce liquide entre en ébullition à une température plus ou moins rapprochée de 78° ou de 100°.

Au moyen de l'alcoomètre ou *compte-gouttes œnomètre*, on juge encore du degré d'alcool d'un liquide, d'après le volume des gouttes qu'il donne à l'extrémité d'un tube capillaire; ce moyen ne peut donner qu'un dosage approximatif.

On le voit, les instruments ne manquent pas pour cette recherche. C'est l'alcoomètre centésimal ou de Gay-Lussac qui fournit sans contredit les indications les plus exactes et les plus faciles à obtenir. Encore faut-il tenir compte des effets de la capillarité. Quand une précision plus rigoureuse est nécessaire, comme il le faut dans la recherche de la richesse alcoolique de certains vins, on peut avoir recours à un instrument construit par l'ingénieur Savalle, et qui est destiné à donner une appréciation aussi exacte que possible. Il permet d'opérer sur cinq ou dix litres de vin à la fois, et donne un produit qui pèse en moyenne de 50 à 60 degrés centésimaux. « On arrive ainsi, dit l'auteur, à reconnaître l'alcool contenu dans les vins à une approximation d'un litre d'alcool sur 100, ce que ne donne jusqu'ici aucun autre appareil. »

Fabrication des boissons alcooliques.

Sans entrer dans les détails techniques, nous allons exposer très-sommairement les principes de la fabrication des diverses boissons alcooliques dont nous avons parlé.

Vin. — On sait que le vin est une liqueur obtenue par la distillation du jus du fruit de la vigne.

Aucun pays ne produit autant de vin, et du vin d'aussi bonne qualité que la France.

Le climat tempéré de notre pays semble parfaitement convenir à la culture de la vigne.

La vigne cultivée (*vitis vinifera*) est originaire de l'Asie au voisinage du Caucase, vers le 40ᵉ degré de latitude nord. Elle a été transportée et acclimatée avec succès dans la plupart des régions tempérées.

Il paraîtrait que la Grèce et l'Italie auraient été les premières contrées où la culture de la vigne a été introduite.

Puis les Phéniciens la firent pénétrer dans les Gaules, quand ils vinrent s'établir sur les bords de la Méditerranée, auprès de Marseille.

De là la vigne s'est répandue sur une grande partie de l'Europe.

La vigne est un arbrisseau sarmenteux qui, en s'enroulant autour des arbres voisins ou des treilles, peut acquérir une hauteur considérable. Ses feuilles sont échancrées à leur base, presque arrondies, à cinq divisions aiguës. Des vrilles tournées en spirales permettent aux rameaux de s'attacher sur les corps environnants. Les fleurs de la vigne sont très-petites, verdâtres, disposées en grappes. Le fruit, que l'on nomme raisin, est une baie, à une ou deux loges, et renferme de une à quatre graines (fig. 6).

En France, la vigne fleurit vers le mois de juin ou de juillet. Le raisin mûrit et la vendange a lieu dans le mois de septembre ou d'octobre (fig. 2).

Avant leur maturité, les fruits de la vigne ont une saveur astringente, et donnent un suc fort acide : c'est le *verjus*.

A l'époque de la maturité parfaite, le raisin prend une saveur très-sucrée, que tempère une légère et agréable acidité.

C'est ce moment, où le fruit contient la plus grande quantité de sucre, que l'on choisit pour la fabrication du vin.

Le raisin, cueilli en pleine maturité, est mis a la cuve et foulé.

Dans certains cas, quand on veut éviter que le vin soit coloré, ou renferme trop de tannin (la matière colorante et le tannin qui donne au raisin et au vin une astringence prononcée, se trouvent surtout dans la pellicule du grain et dans la rafle), le raisin est dépouillé de sa rafle avant d'être foulé. C'est ce que l'on appelle l'*égrappage*. Les figures 7 et 8

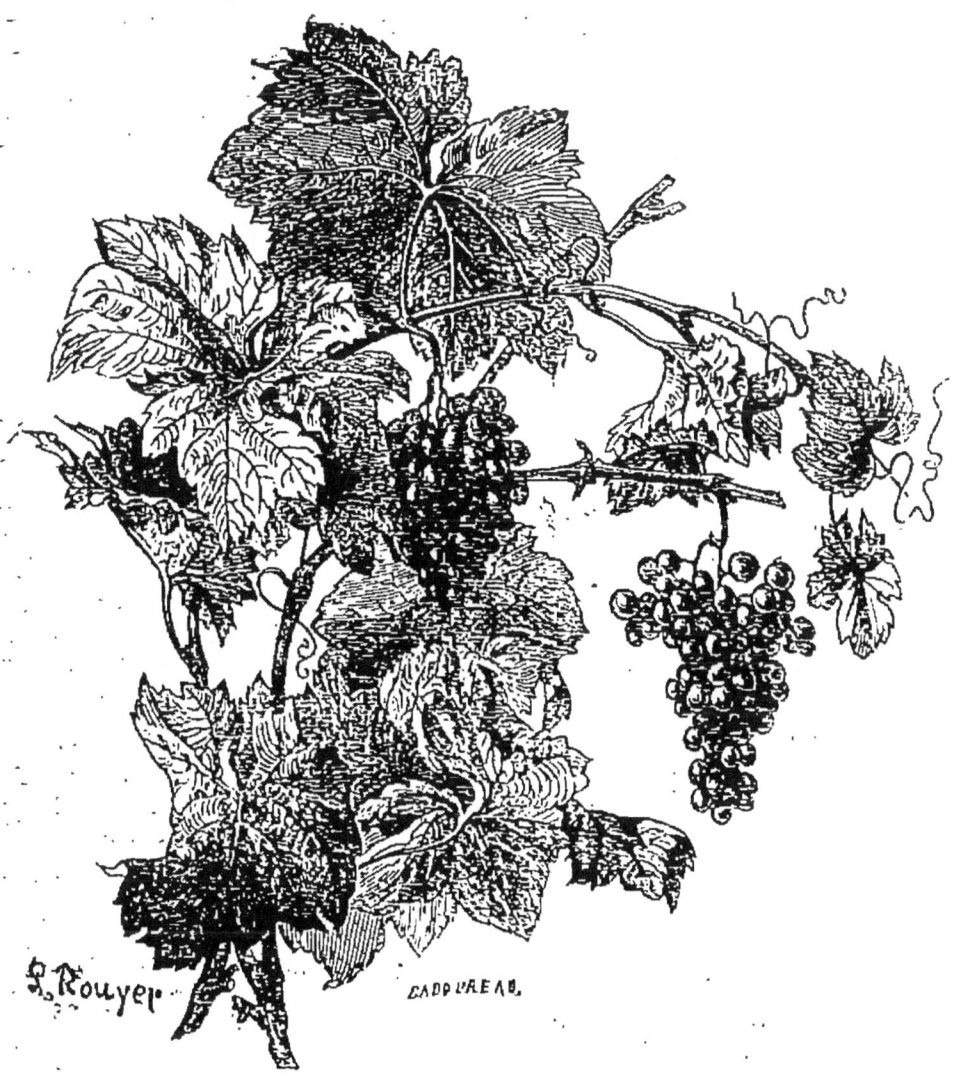

Fig. 6. — Une branche de vigne : feuilles, fleurs et fruits.

indiquent certains procédés employés dans ce but. On y voit l'égrappage au *trident* et au *châssis*.

Le raisin est foulé, piétiné, comme on peut le voir dans la figure 9, et ensuite le vin est porté dans les cuves de fermentation.

Là, la fermentation s'établit ; sous l'influence des matières azotées contenues dans le raisin, la glucose ou sucre du grain se décompose ; la température

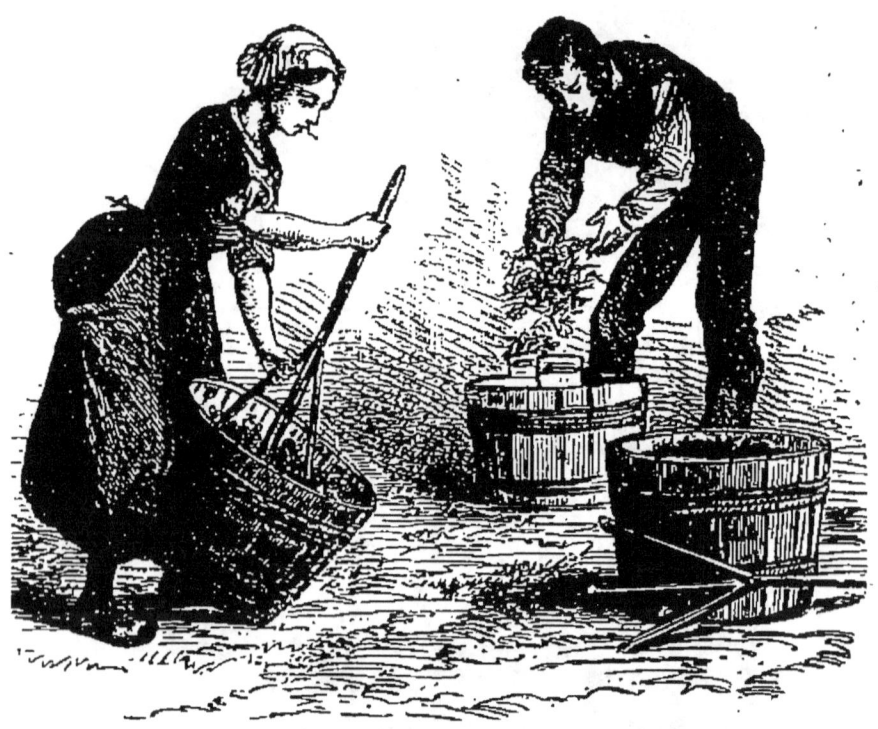

Fig. 7. — Égrappage au moyen du trident.

s'élève ; une grande quantité de mousse appelée *chapeau* se forme et monte à la surface, soulevée par l'acide carbonique qui se produit en abondance.

A cette période de la fermentation, le vin conserve encore une saveur très-sucrée : c'est le *vin doux*. Peu à peu, cette saveur diminue, le sucre s'est transformé en alcool.

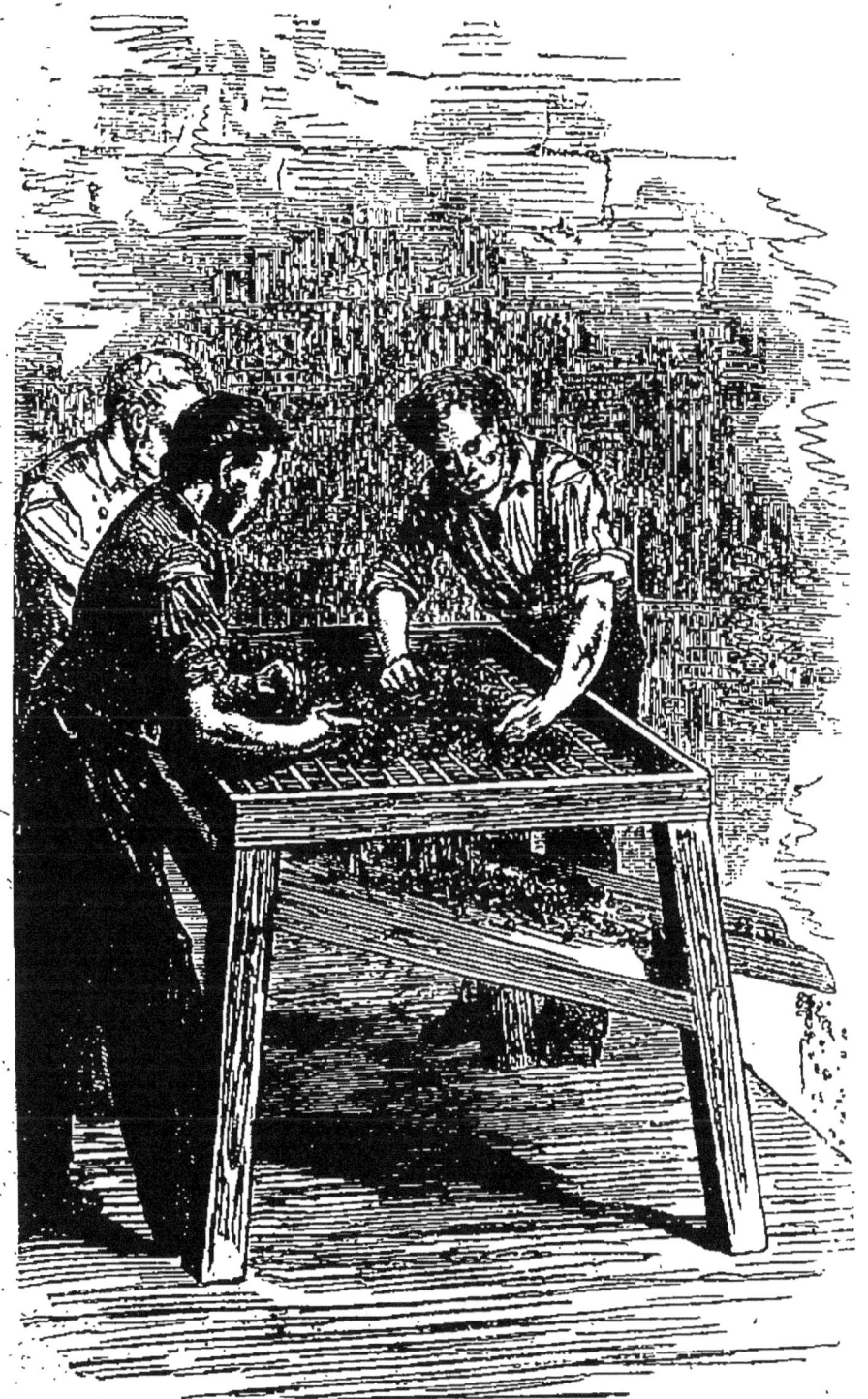

Fig. 2. — Égrappage au châssis.

Au bout de quelques jours, quand la fermentation est achevée, on tire le liquide, et on porte au pressoir le résidu solide ou marc resté au fond de la cuve. Ce marc exprimé donne du vin de qualité inférieure.

Le vin soutiré de la cuve est mis en tonneaux, où il continue encore à fermenter quelques jours.

Il dépose les matières solides qu'il tenait en suspension, et qui forment la *lie*.

On clarifie le vin par le *collage*, au moyen de l'albumine (blanc d'œufs) ou de la gélatine, qui précipitent toutes les matières que le vin pouvait tenir en suspension.

Pour la fabrication du vin blanc, on a soin de ne pas laisser les pellicules du grain pendant la fermentation, afin d'éviter que celle-ci fasse dissoudre la matière colorante que ces pellicules contiennent.

La qualité des vins dépend de la nature du plant, du sol, de l'exposition, de la culture, du procédé de vinification, du climat, de l'année, de la récolte, etc.

On divise les vins en :

1° *Vins spiritueux* ou *alcooliques*, contenant de 15 à 25 pour 100 d'alcool.

Exemples : les vins *secs* de Madère, de Xérès, etc.; les vins *sucrés* de Malaga, Frontignan, Lunel, Alicante, etc.

2° *Vins astringents âpres*.

Exemples : les vins de Bourgogne, de Bordeaux.

Ces vins contiennent en général de 10 à 15 pour 100 d'alcool.

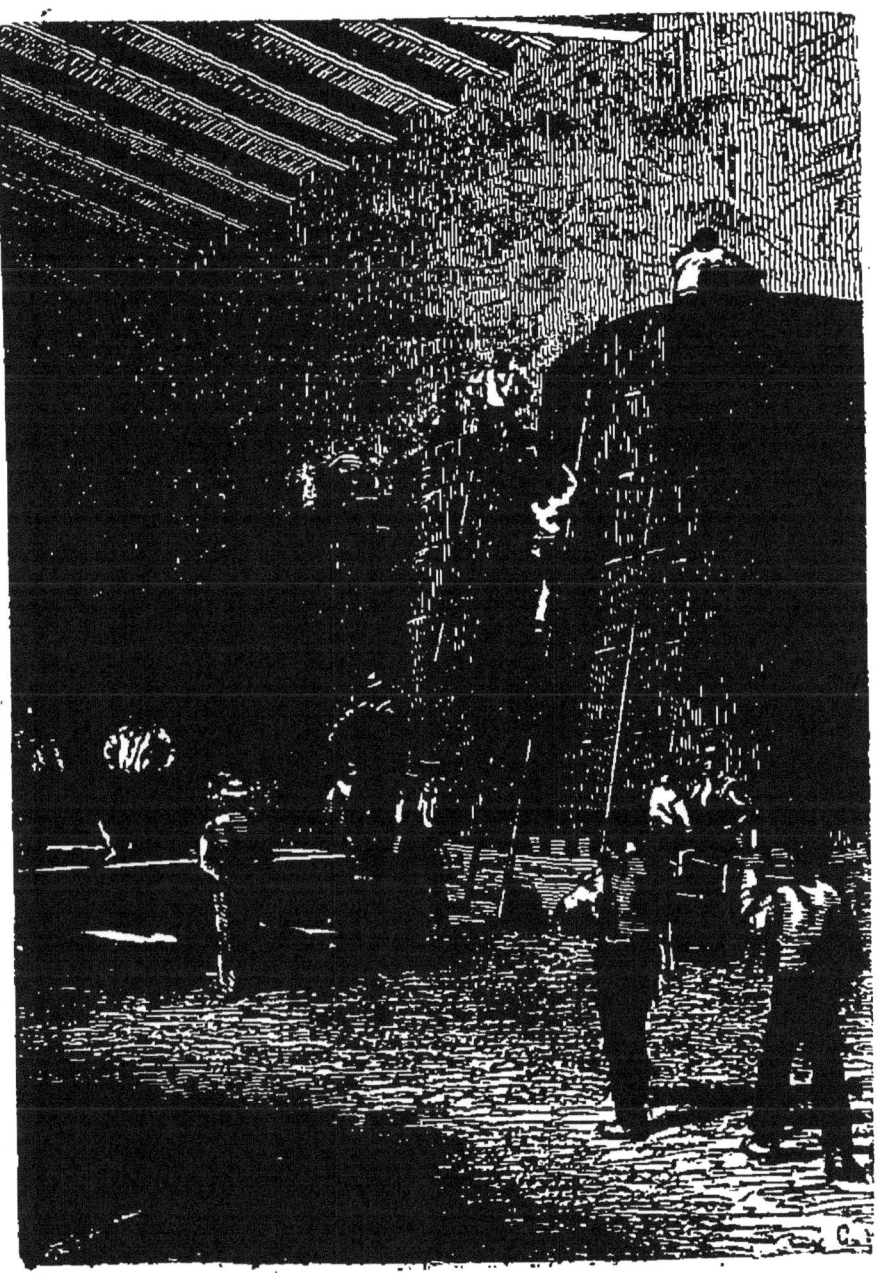

Fig. 9. — Piétinage du raisin. Cellier de fermentation.

3° *Vins acides*, ne contenant pas plus de 7 à 8 pour 100 d'alcool.

Exemples : les vins des environs de Paris et du Nord.

4° *Vins mousseux*. Pour les obtenir, on met les vins en bouteille pendant que la fermentation dure encore; aussi restent-ils chargés d'une très-grande quantité d'acide carbonique.

Exemples : les vins de Champagne, d'Arbois.

Ils contiennent environ 12 pour 100 d'alcool.

Enfin, on appelle *piquette* une boisson que l'on obtient en versant de l'eau sur les marcs de raisin ayant servi à la fabrication du vin.

Cette boisson contient naturellement peu d'alcool et se conserve mal.

Bière. — La bière est une boisson produite par la fermentation d'une infusion d'orge germée ou *malt*, et d'une infusion de houblon.

L'orge (*hordeum vulgare*) appartient à la famille des *Graminées*, qui contient les plantes les plus utiles à l'homme : le blé, le seigle, l'avoine, le riz. le maïs, etc.

Les graminées qui servent à faire du pain sont appelées *céréales*.

L'orge est originaire de la Tartarie ou de la Perse. C'est peut-être de toutes les céréales la moins délicate pour le choix du sol et pour la latitude. Aussi est-elle cultivée plus loin au nord et plus bas au midi que toutes les autres.

La production de l'orge peut être évaluée aujourd'hui en France à 20,000,000 d'hectolitres.

Sa farine seule ne donnerait qu'un pain lourd et grossier. On l'emploie à l'état de mélange avec d'autres farines.

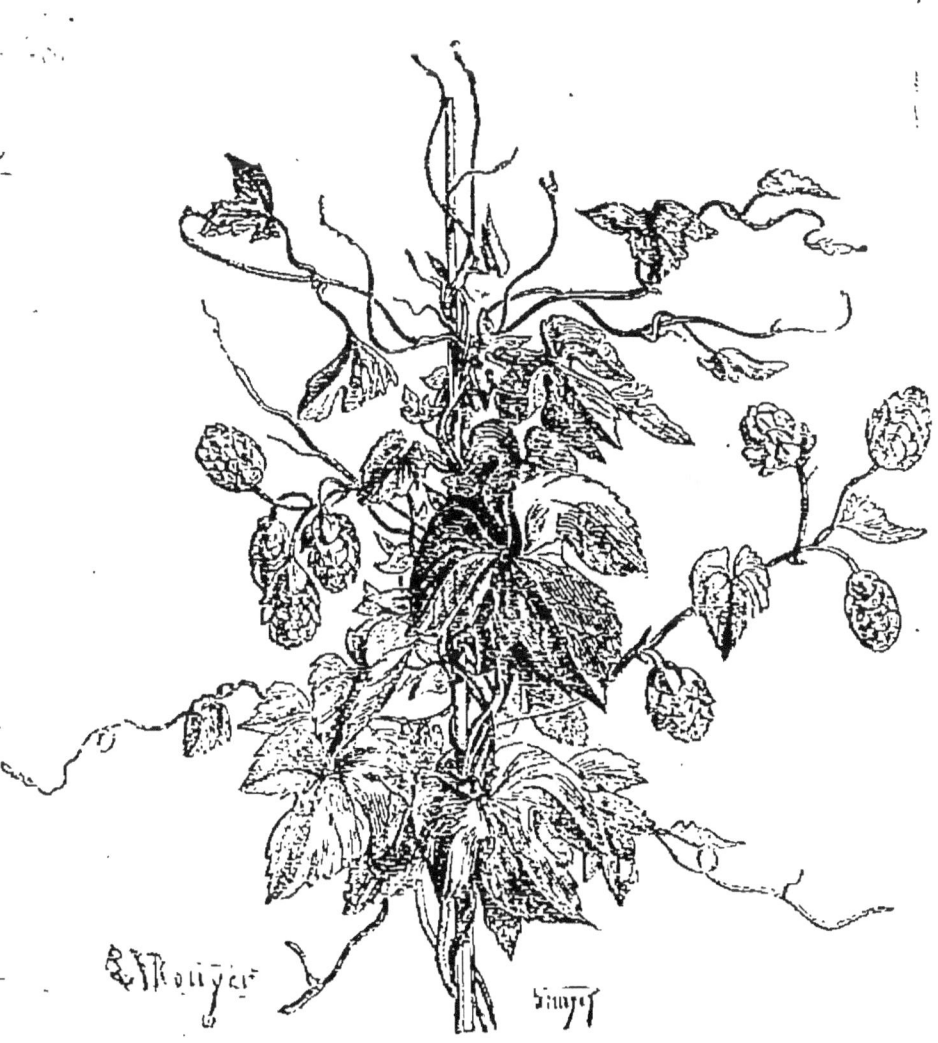

Fig. 10. — Houblon.

Mais elle est éminemment propre à la fabrication de la bière.

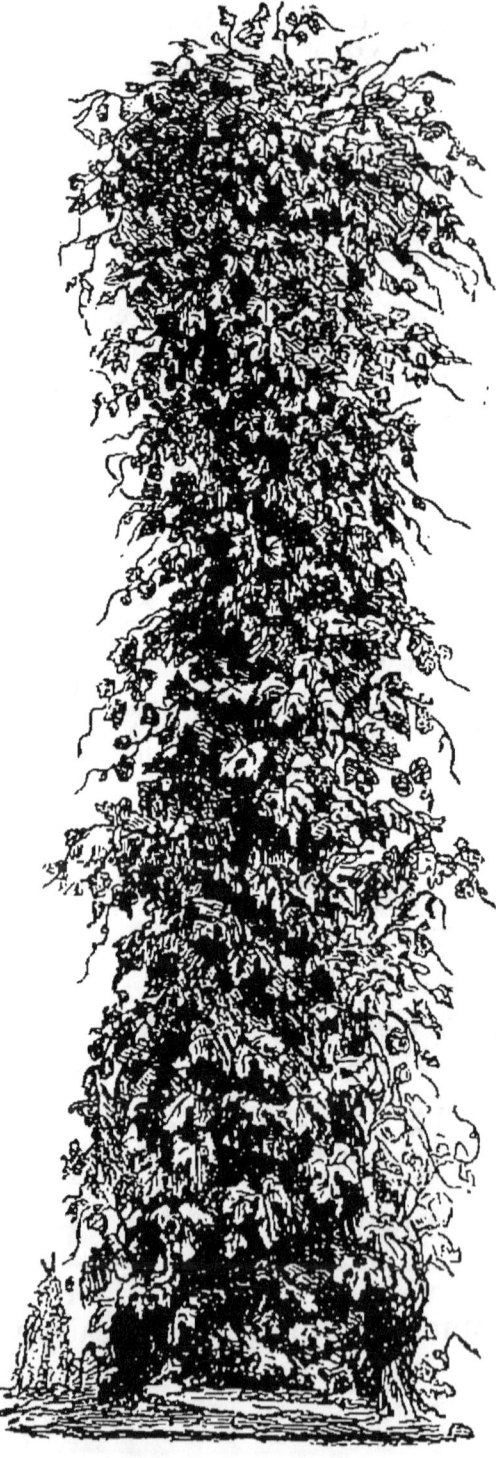

Fig. 11. — Houblon.

Environ un quart de la production de cette céréale reçoit cette destination.

Le *houblon* (*humulus lupulus*), de la famille des *Cannabinées*, croît naturellement en Europe, dans les haies, sur le bord des rivières.

On le cultive beaucoup en Allemagne, en Angleterre, en France et en Belgique [1].

La tige du houblon est mince, herbacée, haute de plusieurs mètres, sarmenteuse, velue, s'enroulant à tout ce qu'elle rencontre. Les feuilles,

1. La France cultive un peu plus de 3000 hectares en houblon.

échancrées en cœur à leur base, forment trois ou quatre lobes ovales; elles sont rudes en dessus,

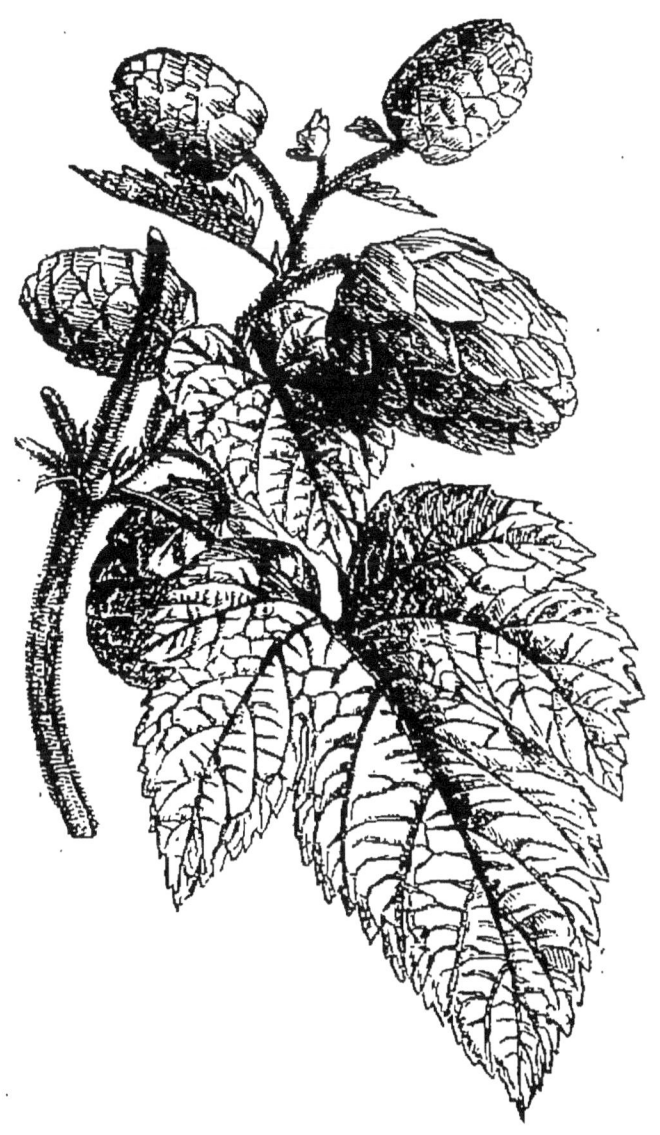

Fig. 12. — Le houblon. Feuilles, fleurs, cônes.

et présentent à leur face inférieure des glandes résineuses. Les fleurs mâles forment de petites grap-

pes rameuses; les fleurs femelles ont l'apparence
d'épis ovoïdes (fig. 10 et 11).

Sur les pieds femelles, on trouve les cônes qui
sont la partie du houblon utilisée pour la fabrication de la bière. Ces cônes sont formés d'écailles
minces, membraneuses. A la base de chaque
écaille, sont logés deux petits fruits ovoïdes, jaunâtres, entourés d'une poussière jaune verdâtre,
ou jaune d'or, odorante, contenant le principe
actif ou *lupulin* qui donne à la bière une amertume parfumée, agréable (fig. 12).

On récolte ces cônes au mois d'août ou de septembre, et on les met sécher au four, puis ils sont
conservés dans des sacs jusqu'au moment d'en faire
usage.

Tels sont les éléments de la fabrication de la
bière. Il faut maintenant transformer la fécule de
l'orge en sucre et en alcool et aromatiser la liqueur
avec le houblon.

Cette fabrication comprend plusieurs opérations :

1° On fait germer, au moyen d'une température
convenable, l'orge préalablement humectée, dans la
cuve-matière (fig. 14 et 15). Il s'y développe un
principe, la *diastase*, qui va transformer l'amidon
du grain en dextrine, puis en glucose soluble ou
sucre.

2° Le *malt* concassé ou drèche est délayé par le
brassage dans de l'eau chaude à 75°. La diastase agit
sur l'amidon; la dextrine et la glucose se dissol-
vent dans le liquide, qui prend le nom de *moût*.

3° Cette seconde opération ayant duré deux ou

trois heures, on fait chauffer, dans une chaudière à
agitateur (fig. 13), le moût avec des cônes de hou-

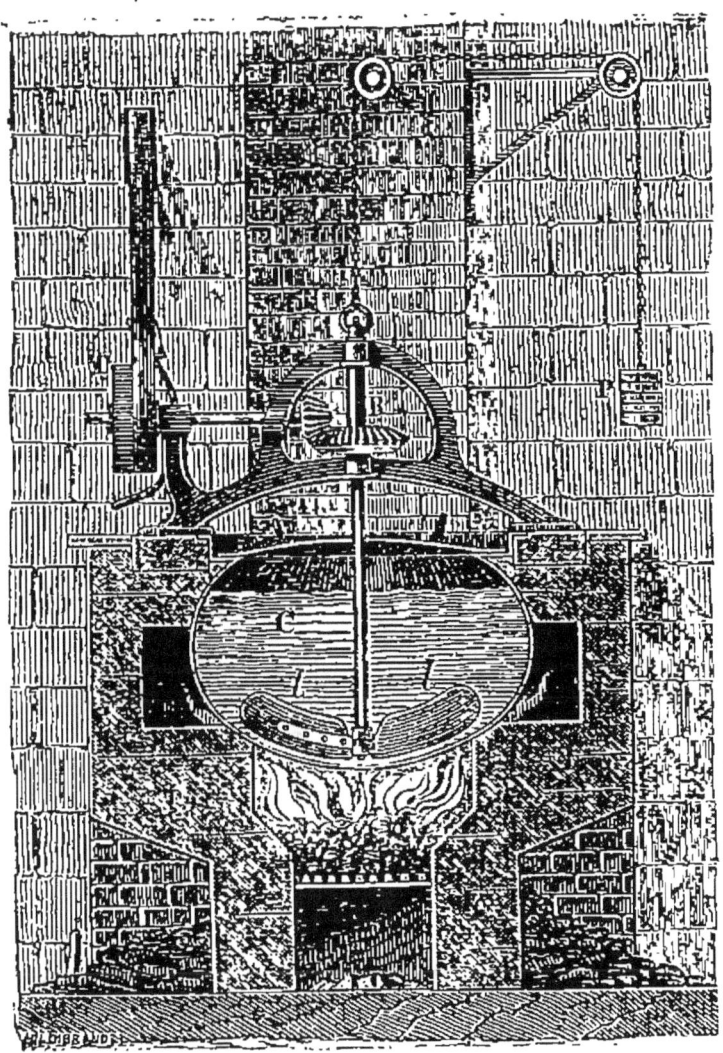

Fig. 13. — Bière : chaudière à agitateur.

blon, dont l'amertume contribue à la conservation
de la bière, en même temps qu'elle lui donne une
odeur aromatique agréable.

4° L'addition d'un ferment ou levûre dans le moût refroidi y développe la fermentation, qui opère la transformation de la glucose en alcool. La bière, mise dans les tonneaux, continue encore à y fermenter. Vingt-quatre heures après, la bière est faite; on n'a plus qu'à la clarifier.

On clarifie la bière avec de l'*ichthyocolle* ou colle de poisson, préparée ainsi :

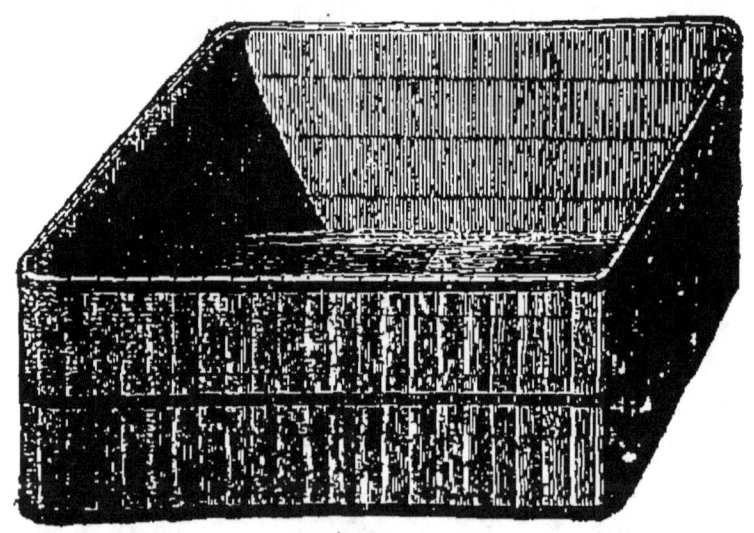

Fig. 14. — Bière : cuve-matière.

Colle de poisson sèche............ 5 grammes
que l'on fait dissoudre dans :

Eau froide, quantité suffisante et à laquelle on ajoute :

Vin blanc ou bière aigre......... 2 décilitres.
Cette quantité suffit à clarifier 100 litres de bière.

La bière contient de l'eau, de l'alcool, du sucre, de l'amidon, de la dextrine. de la lupuline (principe du houblon), du gluten, des acides acétique,

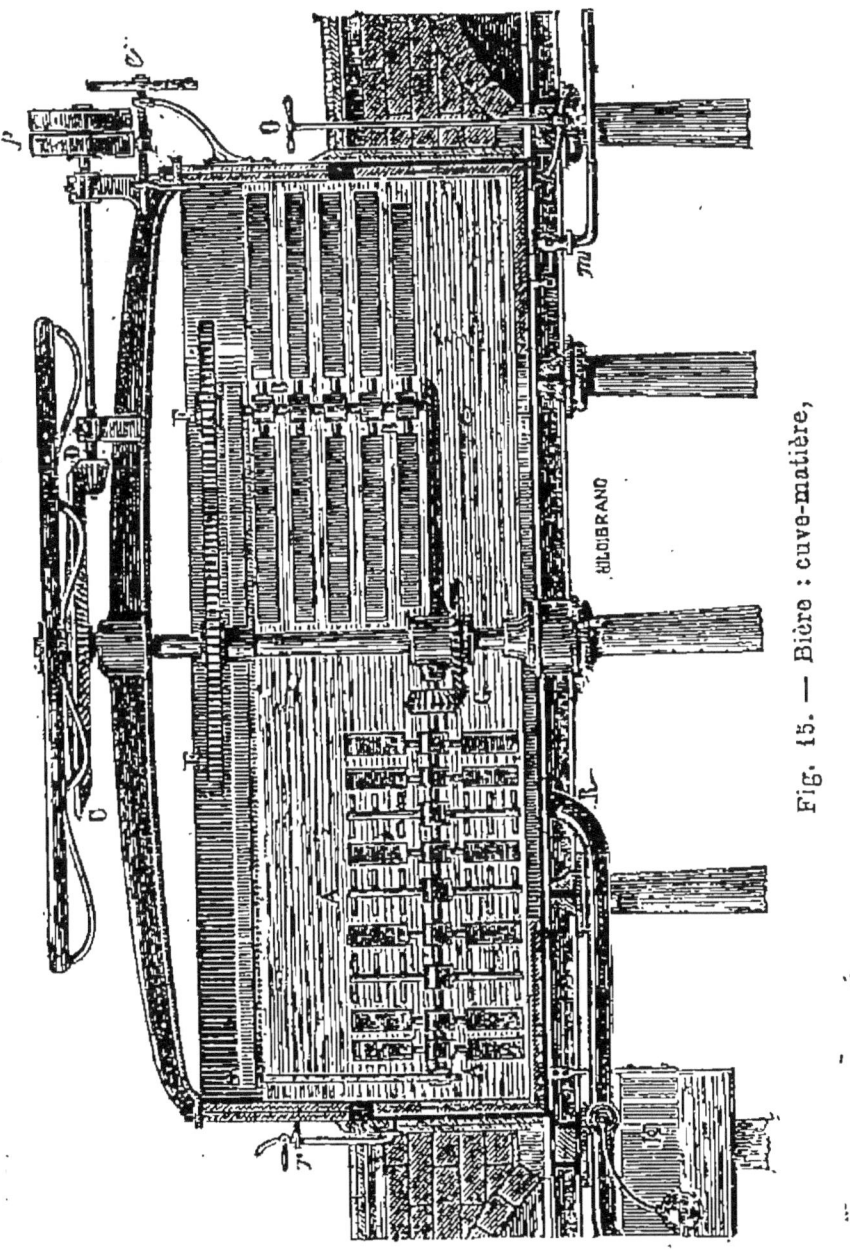

Fig. 45. — Bière : cuve-matière,

carbonique, des phosphates et une huile essen-
tielle.

Les différences de force, de couleur, entre les diverses espèces de bières tiennent à des proportions et à des qualités variables de grain et de houblon employées, à la torréfaction poussée plus loin, à la concentration du moût, etc.

Le premier brassage du malt fournit la *bière double;* la même opération faite pour la deuxième ou la troisième fois sur le même malt donne la *petite bière.*

On a ainsi des bières *fortes* et des bières *faibles.*

Les bières de Paris doivent être rangées parmi les bières faibles; ce sont : la *petite bière,* pauvre en matière sucrée et en alcool; la *bière double,* plus riche en alcool, plus houblonnée; la *bière blanche,* dont la couleur est due à ce que la torréfaction du malt a été poussée moins loin. Ces bières se conservent peu de temps. On a vu plus haut que la proportion d'alcool y varie de 1 à 4 pour 100.

Parmi les bières fortes on peut citer l'*ale* d'Edimbourg, le *porter* de Londres, le *faro* ou le *lambick* de Bruxelles, le *peeterman* de Louvain. Ces bières contiennent de 3 à 8 pour 100 d'alcool.

Cidre. — Le cidre est une boisson produite par la fermentation du jus de la pomme.

Le pommier (*malus communis*) est un arbre dont la taille varie depuis 1 mètre jusqu'à une hauteur moyenne de 5 mètres. Ses feuilles sont dentées ou incisées; ses fleurs sont blanches, ou rosées, groupées en corymbe, d'une odeur fine et suave. Le fruit ou pomme est arrondi, ombiliqué à ses deux extrémités.

Le poirier (*pyrus communis*) est un arbre qui atteint 10 à 12 mètres et affecte la forme pyramidale. Ses feuilles sont ovales, d'un vert luisant en dessus et d'un aspect cotonneux en dessous; ses fleurs sont blanches, en bouquet. Ses fruits ont une forme générale caractéristique; ils varient un peu avec chacune des 600 espèces de poires connues.

Le pommier et le poirier fournissent des fruits très-précieux pour l'alimentation, et pour la fabrication des boissons fermentées. Leur bois est utilisé pour la gravure en relief et pour l'ébénisterie.

On a trouvé ces deux arbres à l'état sauvage dans les régions tempérées de l'Europe, de l'Asie et de l'Afrique.

Ils se plaisent dans les contrees humides et brumeuses : aussi réussissent-ils fort bien dans l'ancienne Normandie et en Angleterre.

Peu délicats pour le choix du terrain, ils semblent cependant préférer le sol sablo-argileux, dans lequel ils donnent les meilleurs produits. Il faut au poirier un sol un peu plus profond : sa racine pivote davantage.

On plante ces arbres en bordures sur la lisière des terres cultivées, ou en quinconces dans les cours de fermes ou dans les champs.

La boisson fabriquée avec le fruit du pommier (le cidre), et celle qui est faite avec le fruit du poirier (le poiré), paraissent avoir été connues dans toutes les parties de l'ancien monde depuis la plus haute antiquité.

Le cidre était en usage dans les Gaules.

Les chroniques font figurer le cidre sur la table d'une reine de France, sainte Radegonde, en 587.

Le vin détrôna le cidre, quand il fit son apparition dans notre pays, et s'étendit sur la plus grande partie de sa surface.

Peu à peu les déboisements changèrent les conditions qui permettaient à la vigne de prospérer, là où aujourd'hui elle a disparu.

Les pommiers reprirent dans nos champs la place qu'ils avaient perdue et le cidre-de pommes et de poires le rang qu'ils avaient primitivement occupé parmi nos boissons.

La culture de ces arbres et l'usage du cidre s'étendent sur une zone limitée au sud par la culture de la vigne, au nord par celle du houblon.

Il y a encore 36 départements qui font du cidre et du poiré; ils produisent environ de 8 à 9 millions d'hectolitres d'une valeur de près de 85,000,000 de francs.

Les pommes employées pour la fabrication du cidre appartiennent à diverses espèces : des pommes *douces*, qui donnent un cidre assez agréable, mais peu fort; des pommes *acides*, dont le cidre, peu agréable, est difficile à conserver ; enfin des pommes *acerbes*, qui fournissent le cidre le meilleur pour le goût comme pour la conservation.

Les fruits, récoltés (fig. 47) au moment où ils contiennent la plus grande proportion de sucre, sont d'abord broyés dans le *grugeoir* (fig. 46), où sous des meules verticales roulant dans des auges circulaires. La pulpe ainsi obtenue est placée sous le pressoir. Le premier liquide qui s'écoule alors

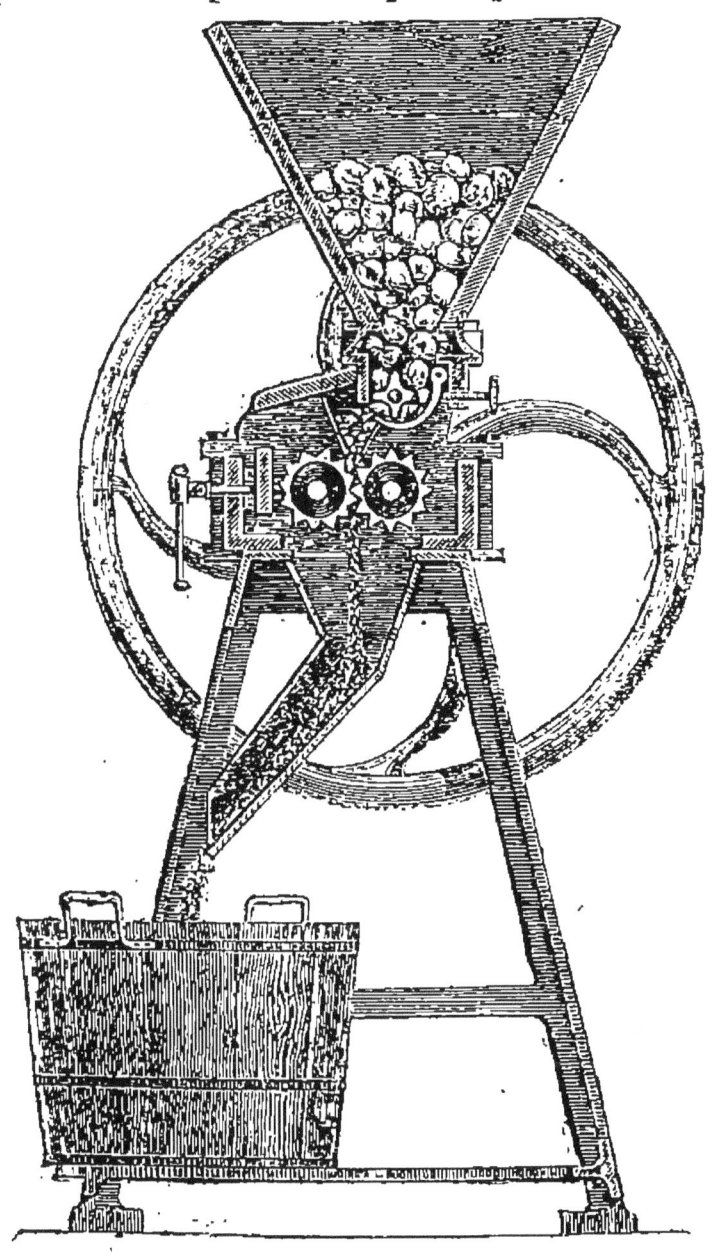

Fig. 16. — Grugeoir à pommes.

est le cidre le plus délicat et le plus pur. En continuant et en augmentant la pression, on obtient un cidre encore très-bon, mais un peu moins fin. Le marc repris, mélangé avec moitié de son poids d'eau, donne un cidre encore plus faible. La fermentation se produit dans les cuves, l'écume vient à la surface, le cidre est tiré au clair et mis en tonneaux. On le laisse encore fermenter quelque temps. Il n'est guère propre à entrer dans la consommation avant six ou huit mois. C'est le cidre *paré*. Il est alors très-limpide, d'un beau jaune, et présente un arome très-agréable. Mais il ne tarde pas à perdre peu à peu la douceur qu'il devait aux principes sucrés qui étaient restés dans la liqueur.

Gardé plus longtemps, le cidre devient âpre, *fort*, comme l'on dit dans le pays; il forme alors une boisson beaucoup moins agréable.

Quand le cidre est mis en bouteilles avant que la fermentation soit achevée, il se produit une grande quantité de gaz acide carbonique, qui rend cette boisson aussi pétillante et aussi mousseuse que le vin de Champagne.

Le cidre contient de 6 à 9 pour 100 d'alcool.

Le *poiré* est une boisson obtenue par la fermentation du jus de la poire. On la prépare de la même manière que le cidre.

L'alcool. — On obtient l'alcool en l'isolant des combinaisons ou mélanges dans lesquels il se trouve, au moyen de la *distillation*.

Exposons en quelques mots ce que c'est que la distillation, sur quels principes elle est fondée, et

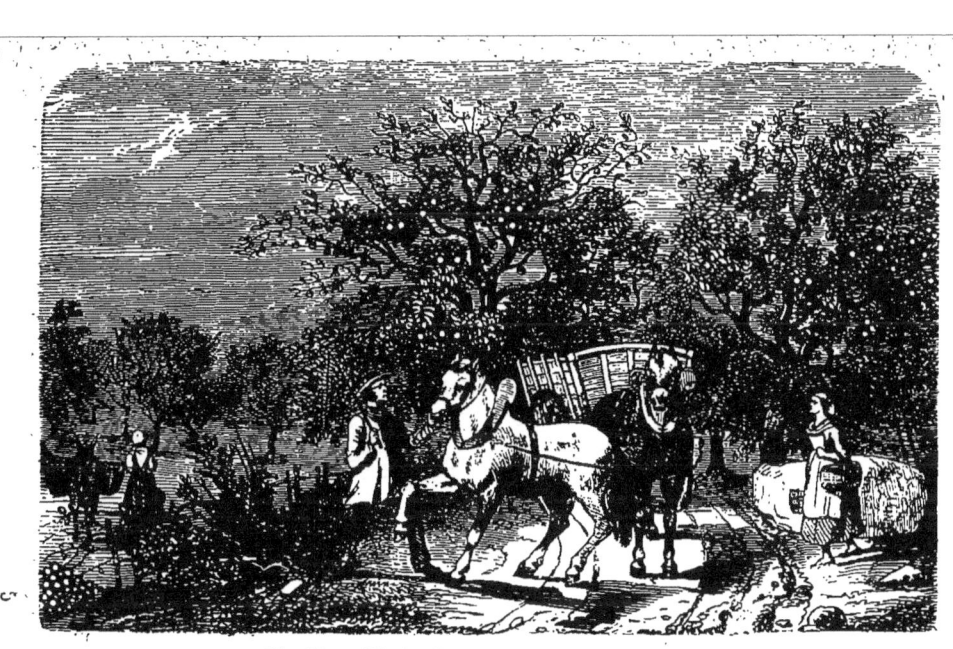

Fig. 17. — Récolte des pommes à cidre en Normandie.

indiquons par quelques exemples à quoi elle sert.

La distillation est une opération qui a pour but
de séparer d'un corps dont on élève la température,
les parties volatiles ou susceptibles de se transformer en vapeurs, que l'on recueille et que l'on
condense à part, en les refroidissant.

Ainsi, si l'on chauffe de l'eau ordinaire dans un
appareil de verre ou *cornue*, cette eau va se trans-

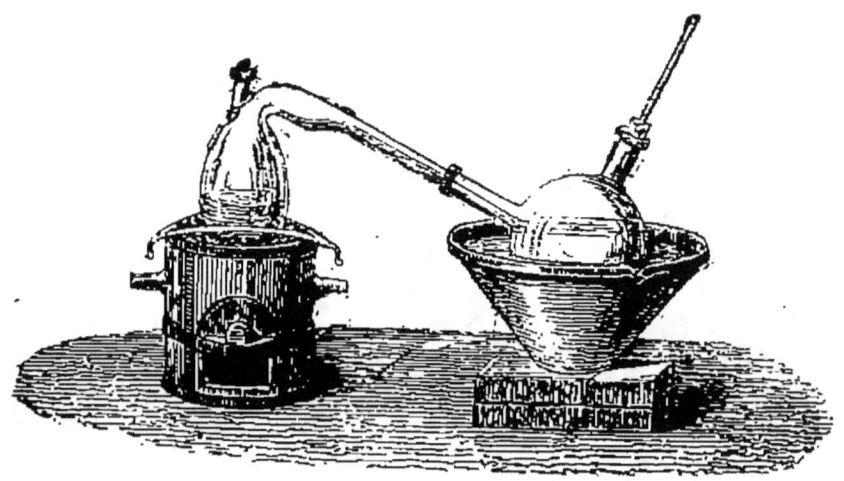

Fig. 18. — Distillation de l'eau.

former en vapeurs, qui se rendront dans le ballon
de verre, entouré de glace, où elles se condenseront
et reviendront à l'état liquide (fig. 18 et 19).

A quoi cela aura-t-il servi ?

Quelle différence y a t-il entre l'eau de la cornue
et l'eau du ballon ?

L'eau mise dans la cornue était de l'eau ordinaire, c'est-à-dire qu'elle contenait une certaine
quantité de sels et d'impuretés. Ces sels et ces impuretés n'auront pas passé à la distillation, et se-

ront restés dans la cornue. Le ballon contient de l'eau pure, *distillée*.

C'est ainsi que l'on peut, par la distillation, rendre l'eau de mer potable, en la débarrassant de la quantité considérable de sels (purgatifs et autres) qu'elle contient.

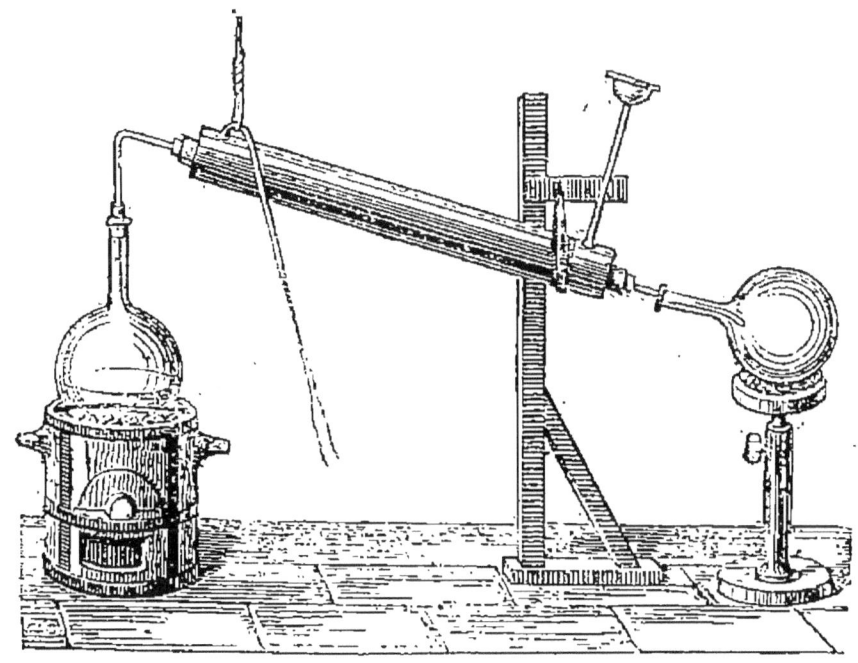

Fig. 19. — Appareil distillatoire en verre.

On soumet aussi des corps solides à la distillation.

Ainsi la houille destinée à fournir le gaz d'éclairage est mise dans des cornues en terre réfractaire, que l'on porte à une haute température, et l'on recueille le produit de la distillation, qui ici est le gaz d'éclairage, dans des appareils condensateurs.

Ici la distillation a servi à dégager, à isoler un gaz du corps solide avec lequel il était uni.

Nous avions supposé plus haut le cas où l'on soumet à la distillation un liquide simple, de l'eau par exemple.

On peut, et c'est le cas le plus fréquent, distiller

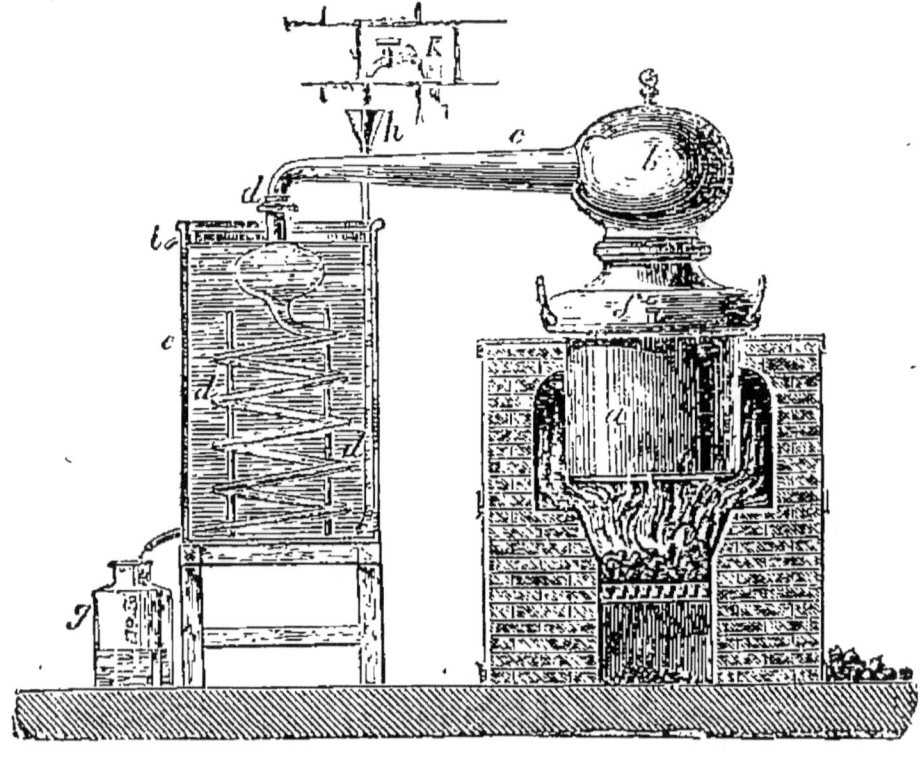

Fig. 20. — Alambic.

un mélange de liquides, afin d'en opérer la séparation. Le plus volatil des deux se dégage le premier, sort en vapeurs de la cornue et se rend dans le ballon réfrigérant, où on l'obtient isolé et pur.

C'est précisément ce qui arrive quand on distillé du vin (mélange composé d'eau et d'alcool) pour obtenir de l'alcool.

Le plus ancien procédé pour la fabrication de

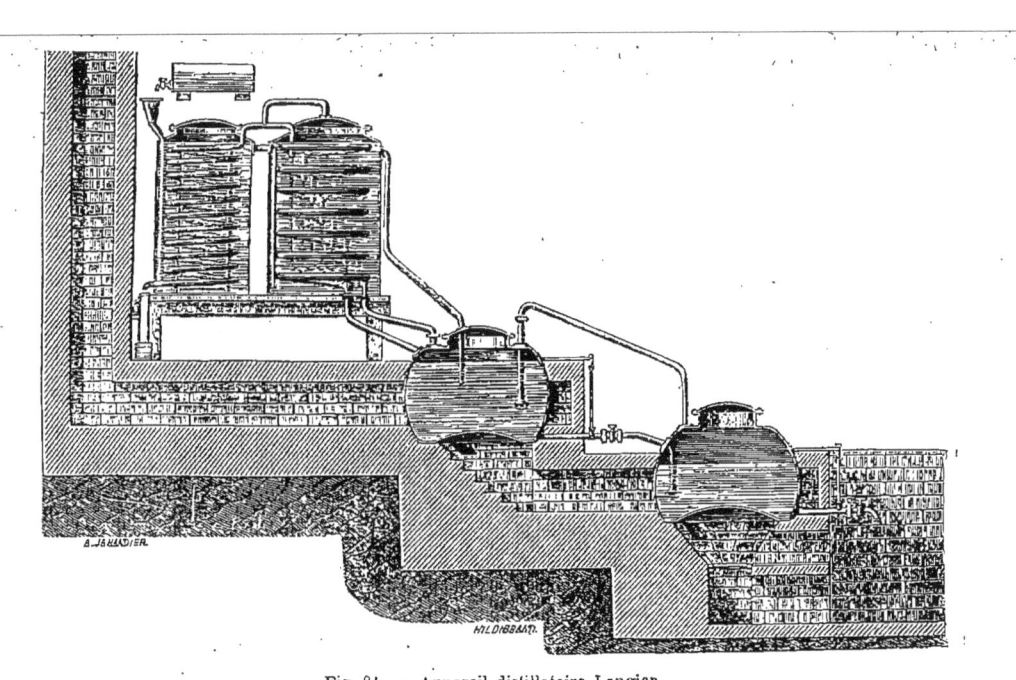

Fig. 24. — Appareil distillatoire Laugier.

l'alcool consiste dans la distillation du vin au moyen de l'*alambic*.

Cet appareil se compose essentiellement d'une chaudière ou *cucurbite* (a), où l'on met le liquide à distiller, d'un chapiteau (b) destiné à recevoir les vapeurs qui s'élèvent à la surface. du liquide pendant l'ébullition, et d'un tuyau en spirale ou *serpentin* (d) plongé dans un vase réfrigérant, qui dirige les vapeurs condensées vers un récipient (g) (fig. 20).

L'alcool étant plus volatil que l'eau, les premiers produits de la distillation contiennent beaucoup d'alcool, mais peu à peu la vapeur d'eau se mêle à la vapeur d'alcool, et passe avec celle-ci.

Cette première opération donne de l'*eau-de-vie*.

Pour la convertir en alcool à 80 pour 100, il fallait répéter la distillation un certain nombre de fois de suite, en opérant, la seconde, la troisième, et jusqu'à la sixième fois sur les produits des distillations précédentes. Enfin, une grande quantité d'alcool était perdue dans les vinasses ou résidus de distillation, que l'appareil ne parvenait pas à épuiser.

Tout imparfaite qu'elle était dans son résultat, cette manière d'opérer exigeait beaucoup de temps, de main-d'œuvre et de combustible.

Tels étaient l'ancien alambic et le procédé primitif de la distillation au moyen de cet appareil.

Cet ancien instrument a été avantageusement remplacé, pour la distillation du vin ou des liqueurs sucrées destinées à produire des alcools, par l'appareil Adam, ou l'appareil Laugier.

L'appareil distillatoire Laugier (fig. 21) se compose d'une chaudière placée sur le foyer, communiquant avec une autre chaudière, chauffée par le tuyau de fumée qui passe à sa partie inférieure, et par les vapeurs qu'elle reçoit de la première chaudière ; et de deux réfrigérants, dont le premier condense la vapeur d'eau, ainsi séparée de la vapeur d'alcool, qui ne se condense qu'au moment où elle va sortir dans le récipient.

Cet appareil donne donc immédiatement de l'alcool concentré.

En outre, pour refroidir la vapeur, on emploie du vin. Ce liquide, quand il a servi à cet usage, est dirigé vers la chaudière, où il arrive à une température assez élevée pour qu'il en résulte une économie considérable de combustible.

Dans ces derniers temps de nouveaux perfectionnements ont été apportés aux appareils distillatoires.

De nouveaux appareils ont été construits.

Il en est un surtout qui, par les nombreuses applications qu'il a reçues dans l'industrie et les progrès qu'il a réalisés, mérite d'être mentionné : c'est l'appareil de l'ingénieur Savalle (fig. 22). Au moyen de cet appareil perfectionné, qui laisse bien loin derrière lui les anciens alambics où le vin était brûlé à feu nu, tout l'alcool contenu dans le vin est complétement extrait.

Pour les alcools d'autres provenances l'appareil Champonnois (fig. 23) réalise des progrès analogues.

Mais, en même temps que l'on perfectionnait les

appareils et les procédés de distillation, on aug-
mentait singulièrement le nombre des matières
premières sur lesquelles on opérait.

Pendant longtemps, comme on l'a vu, on n'a

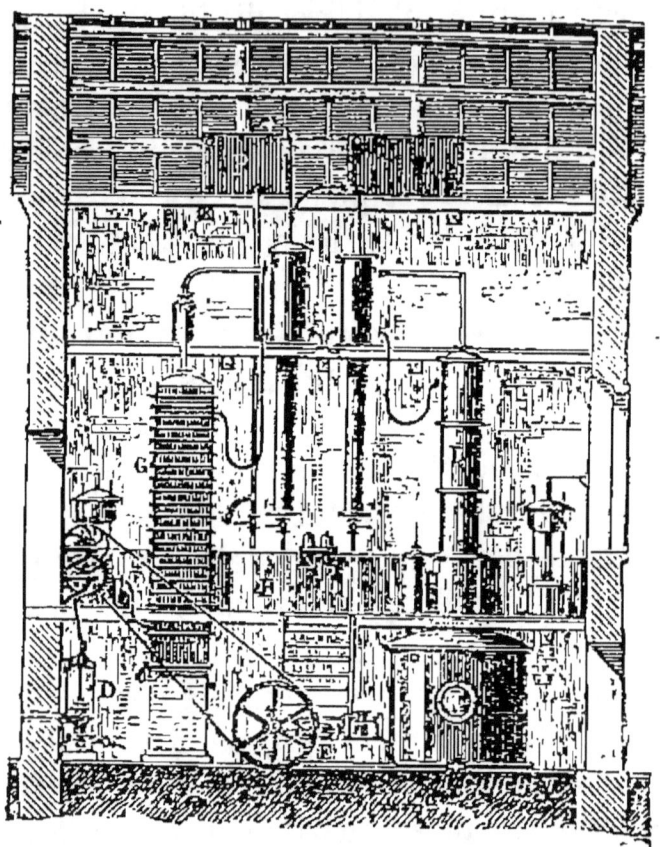

Fig. 22. — Appareil Savalle pour la distillation des vins et pour la
rectification des alcools ou la production des eaux-de-vie.

connu d'autre moyen de se procurer de l'eau-de-
vie que par la distillation du jus du raisin.

Puis on a distillé les marcs de raisin, et on en tire
encore aujourd'hui des quantités trop considérables d'eaux-de-vie inférieures, qui contiennent des

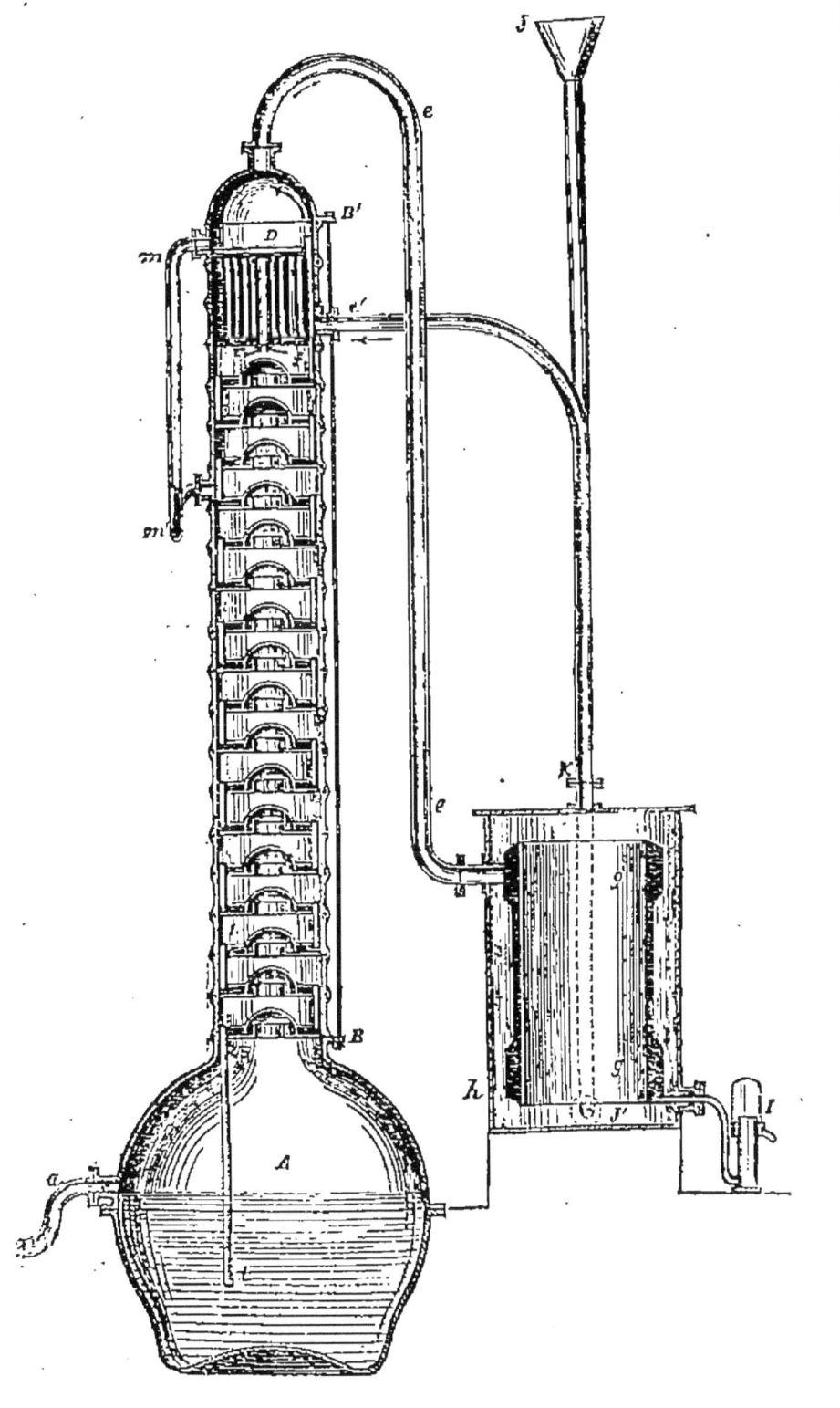

Fig. 23. — Appareil Champonnois.

essences aussi désagréables au goût que dangereuses pour la santé.

On a fait de l'eau-de-vie de cidre et de poiré.

Mais depuis on a trouvé le moyen de fabriquer de
l'alcool en distillant les matières sucrées provenant
d'un grand nombre de plantes, racines ou fruits.

On fait de l'eau-de-vie et des alcools avec toutes
sortes de grains. Les céréales, blé, seigle, orge,
sarrazin, maïs, riz, etc., donnent de l'alcool. On en
obtient avec le millet, l'avoine, avec les graines des
légumineuses, lentilles, pois, haricots.

La pomme de terre fournit une quantité considérable d'alcool. La fécule donne du sucre, et avec
le sucre on fabrique aisément de l'alcool. Toutes
les graines et racines féculentes ont été mises à
contribution pour le même objet.

Les navets, les carottes ont été également utilisés.

Mais les racines qui donnent les plus importants
résultats sont celles de la betterave.

On sait quelle source de richesse notre pays a
trouvée dans l'extraction du sucre de betterave.

La betterave (*beta vulgaris*) appartient à la famille des *Chénopodées*, qui comprend plusieurs
espèces alimentaires, parmi lesquelles on peut citer : l'épinard, la poirée, l'arroche, etc.

Dans ces dernières plantes, ce sont les feuilles
qui sont utilisées pour l'alimentation.

Dans la betterave, les feuilles peuvent encore
être très-utilement employées pour l'alimentation
de l'homme et des animaux; mais la racine, grosse,
charnue, de la plante, en constitue la partie la plus

importante en raison du sucre qu'elle fournit (fig. 24).

Une culture perfectionnée tend à accroître la proportion de sucre que contient la betterave. Cette culture est très-développée surtout dans les départements du Nord, du Pas-de-Calais, de la Somme, de la Seine-Inférieure, de l'Oise, de l'Eure, de l'Eure-et-Loir, de la Seine, de Seine-et-Oise et de Seine-et-Marne.

Parmi les différentes espèces de betteraves, celle de Silésie donne le plus de sucre (environ 10 pour 100).

La fabrication possède aujourd'hui des appareils et des procédés très-simples et très-parfaits pour l'extraction du sucre, comme pour la préparation de l'alcool.

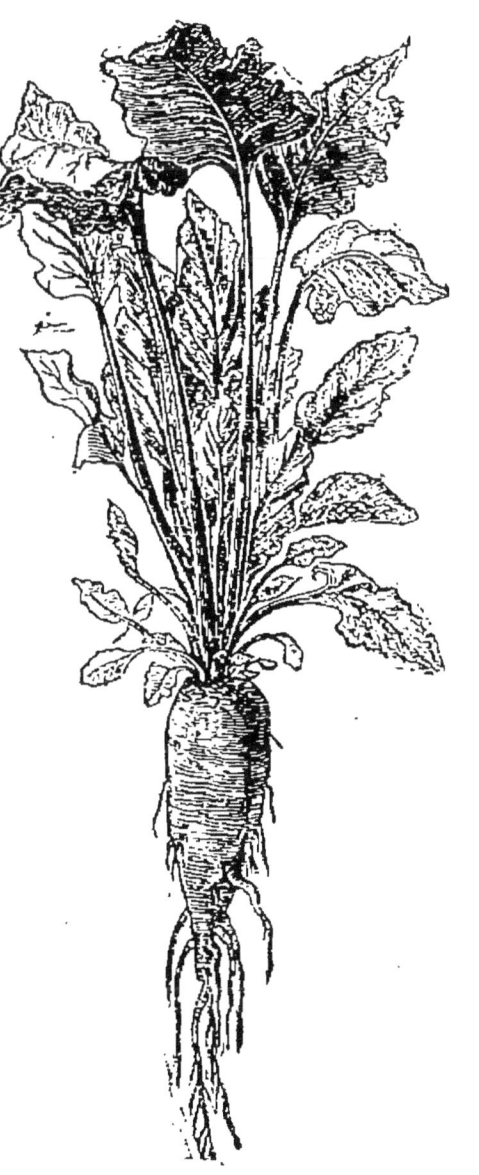

Fig. 24. — La betterave.

Les betteraves sont d'abord débarrassées de la

terre et des pierres qui sont restées adhérentes aux racines. On les lave avec soin (fig. 26), et on les réduit ensuite en pulpe au moyen d'un appareil à râper (fig. 25).

La râpe AA est formée d'un cylindre animé d'une très-grande vitesse de rotation, et pourvu de dents très-fines, qui viennent exercer leur action coupante et triturante sur les betteraves contenues dans la trémie C ; la pulpe formée tombe dans le réservoir G.

On l'enferme ensuite dans des sacs de laine, que l'on soumet à l'action de presses hydrauliques très-puissantes. Le jus de betterave s'écoule à travers les sacs.

Des presses spéciales ont été inventées pour cet objet.

La presse continue (presse Collette) soumet la pulpe de betteraves à l'action de deux cylindres entre lesquels elle est réellement *laminée*. Sous cette énergique pression, que l'on peut répéter au besoin un certain nombre de fois, le jus de betterave est très-rapidement et très-complétement exprimé.

Veut-on faire du sucre, on purifie le jus de betterave au moyen de l'addition d'une certaine quantité de chaux, qui entraîne toutes les impuretés ; c'est la *défécation*.

Puis on le décolore et on le filtre. Le sirop est ensuite évaporé, concentré (fig. 28), cuit et *raffiné*.

Le jus de betteraves est-il destiné à la fabrication de l'alcool, on l'acidule avec un peu d'acide sulfuriqué, on le passe au tamis, pour le débarrasser complètement de la pulpe.

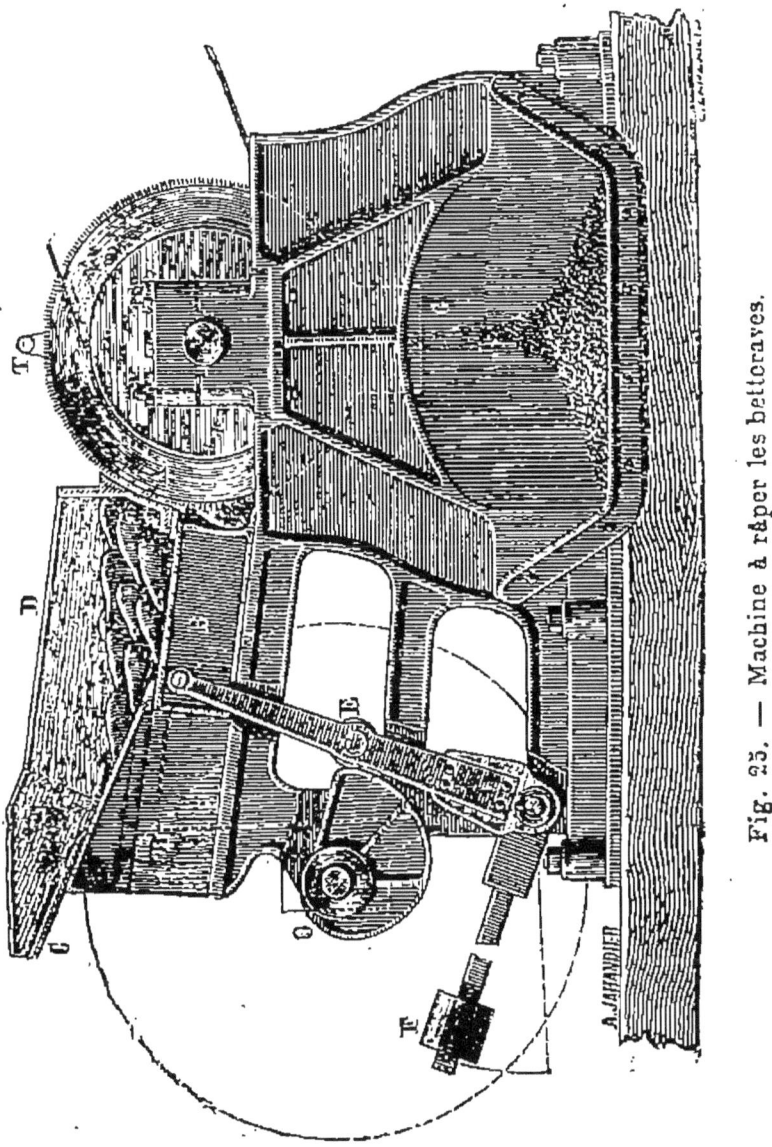

Fig. 25. — Machine à râper les betteraves.

Enfin, on ajoute de la levûre de bière pour déterminer la fermentation dans le liquide sucré.

Une fois la fermentation achevée, on distille et on rectifie.

La production des alcools de betteraves, qui n'est entrée dans une voie pratique que depuis 25 ou 30 ans, a donné en 1874 : 333,614 hectolitres.

On opère à peu près de même sur les mélasses provenant des colonies, ou sur les mélasses résultant de la fabrication du sucre de betterave.

Ces dernières nous ont fourni en 1872, en France, 49,343 hectolitres, et en 1873 jusqu'à 700,000 hectolitres d'alcool. La distillation des mélasses de canne a une grande importance, puisque 100 kilogrammes de mélasse à 40° Baumé donnent 33 litres d'alcool à 100°, et que 100 litres de mélasse à 40° Baumé fournissent 77 litres de tafias à 60°.

Un appareil destiné à cette distillation, très-répandu aujourd'hui aux colonies, est représenté dans la figure 27.

En présence de ce champ illimité ouvert à la production et à la fabrication, on a pu, pour la préparation de l'alcool, négliger le vin, ou du moins diminuer dans une notable mesure la quantité de vin soumis à la distillation.

En voici un exemple :

Avant 1850, 10 à 15 millions d'hectolitres de vin passaient à la chaudière; aujourd'hui, on ne distille guère plus de trois ou quatre millions d'hectolitres.

Quelle que soit sa provenance, l'alcool à besoin d'être rectifié, épuration qui doit tendre à enlever aussi complétement que possible tous les éthers infects et les essences irritantes qui se trouvent dans l'alcool impur et en rendent l'usage encore plus dangereux.

On a vu dans la fig. 22 l'appareil Savalle, appli-

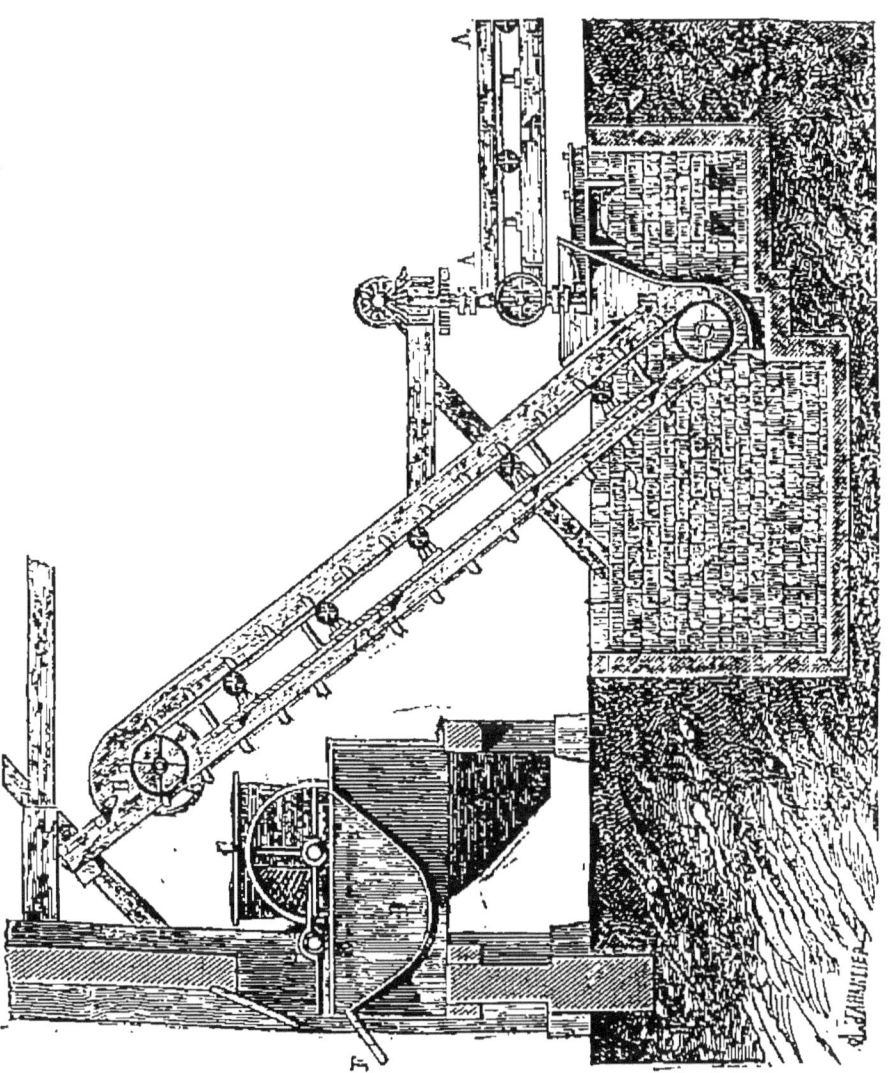

Fig. 26. — Machine à laver les betteraves.

qué à la rectification des alcools de toutes provenances.

Nous avons déjà parlé des *liqueurs alcooli-*

ques : rhum, genièvre, anisette, vermout, etc.
Parmi ces liqueurs, les unes, comme le rhum, le

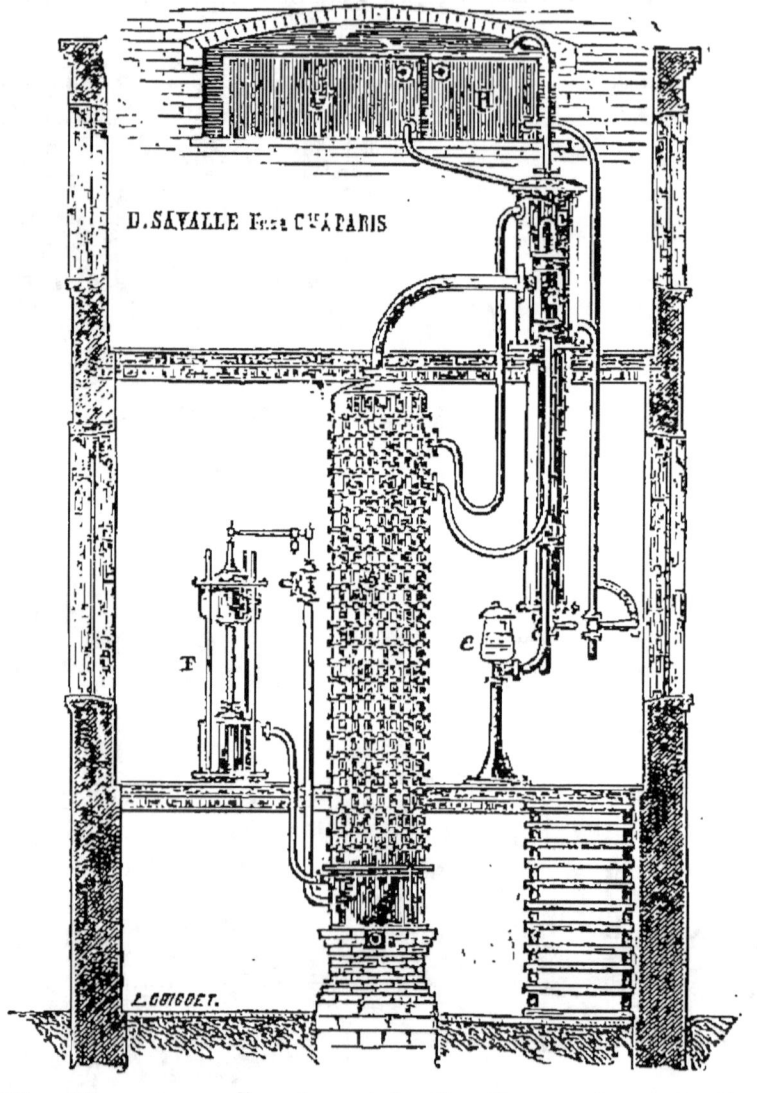

Fig. 27. — Appareil rectangulaire Savalle pour la production
des tafias et des rhums.

genièvre, le kirsch, le rack, le wiskey, le koumis,
l'absinthe, etc., s'obtiennent par voie de distillation.

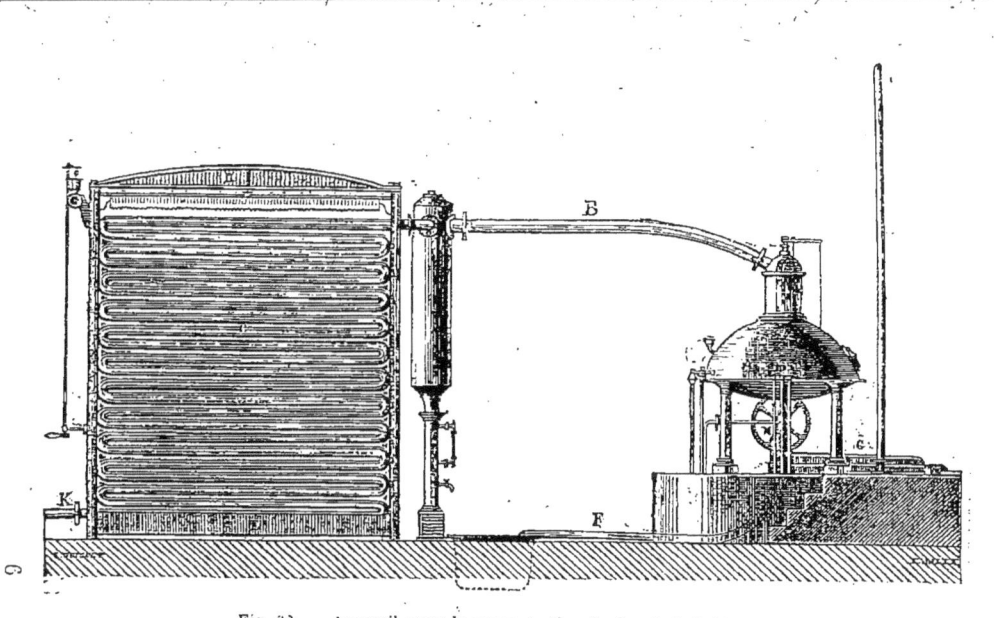

Fig. 28. — Appareil pour la concentration du jus de la betterave.

D'autres, telles que l'anisette, le cassis, le curaçao, le maras-
quin, le ver-
mout, le bitter,
etc., sont prépa-
rées, en faisant
macérer dans l'al-
cool ou dans des
liquides alcooli-
ques des plantes
ou des fruits.

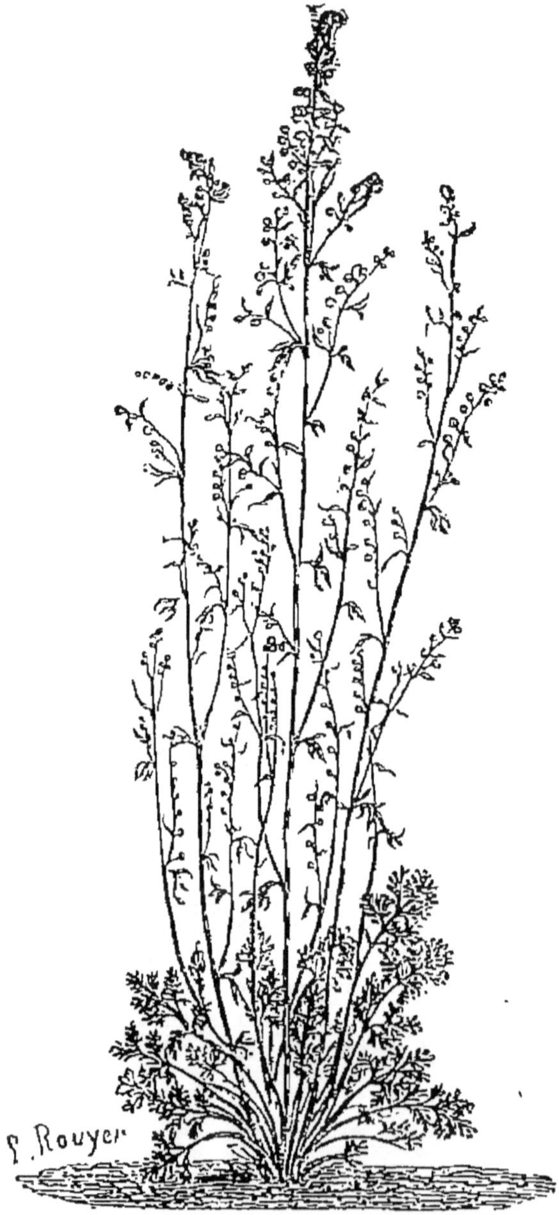

La liqueur ap-
pelée absinthe
est fabriquée
avec les sommi-
tés de l'absinthe
que l'on a trai-
tées par la distil-
lation.

L'absinthe *(ar-
temisia absin-
thium)* est une
plante herbacée
(fig. 29), de la fa-
mille des *Com-
posées*. Elle croît
dans les endroits
incultes. On la
cultive dans les
jardins.

L. Rouyer

Fig. 29. — Absinthe.

Sa tige est couverte d'un duvet blanchâtre,

qui lui donne une couleur gris cendré. Ses fleurs sont petites, jaunâtres, disposées en épis, dont la réunion constitue une grappe en forme de pyramide (fig. 30).

On appelle *sommités* les extrémités de la tige et des rameaux. C'est la partie employée pour la fabrication de la liqueur.

Cette plante a une odeur très-pénétrante, une saveur amère et aromatique. C'est l'huile volatile ou essence verte qu'elle contient qui colore la liqueur appelée absinthe.

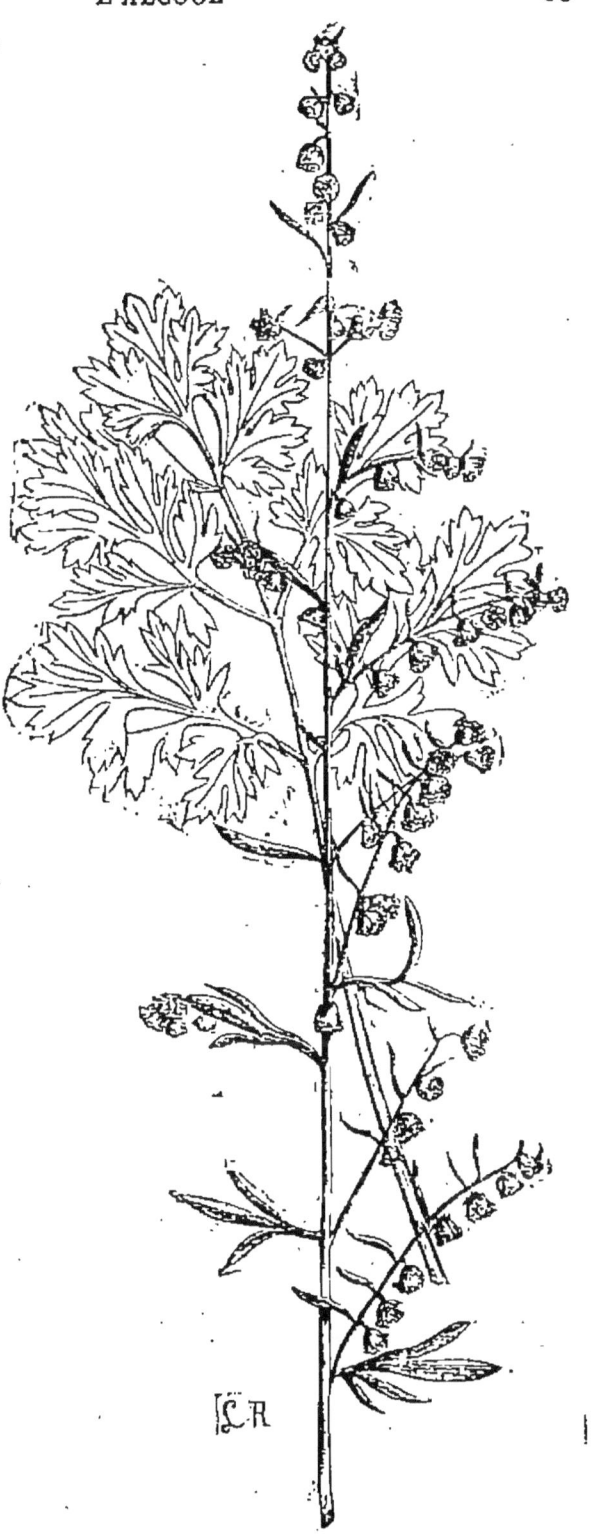

Fig. 30. — Sommités d'absinthe.

L'absinthe, devenue l'objet d'un véritable engouement, a d'abord été fabriquée en Suisse (on lui a
donné pour cette raison le nom d'*absinthe de
Suisse*); elle est actuellement fabriquée partout et
en quantité considérable.

Elle contient de 70 à 75 pour 100 d'alcool.

De plus, elle n'est pas toujours préparée par voie
de distillation.

L'industrie trouve un profit de temps et d'argent
à opérer d'une manière plus simple et plus expédi-
tive.

Non-seulement pour l'absinthe, mais pour un
grand nombre de liqueurs que l'on préparait d'a-
bord par distillation, on a substitué le procédé du
mélange.

La fabrication est ainsi réduite à la plus grande
simplicité.

A de l'alcool de mauvaise qualité, dont des huiles
aromatiques dissimuleront le mauvais goût, on
ajoute une certaine quantité d'essence très-irritante
et très-dangereuse : de sorte qu'une liqueur, comme
l'absinthe, ainsi préparée contient deux violents
poisons, dont l'un, l'alcool, a tué, en Algérie, plus
de soldats français que les balles des Arabes, dont
l'autre, l'essence d'absinthe, fournit aux asiles d'a-
liénés plus des deux tiers de leurs pensionnaires.

Mais nous étudierons plus loin les désordres que
ces liqueurs causent dans l'organisme et dans la
société.

L'alcool et l'agriculture.

On comprend qu'il était impossible de satisfaire une demande et d'arriver à une production aussi considérables que celles dont nous venons d'indiquer les chiffres et les éléments, sans qu'une véritable révolution se fût accomplie dans l'économie agricole du pays.

La production de l'alcool était d'abord nécessairement limitée aux régions viticoles, et à quelques-unes d'entre elles particulièrement.

On a vu que, sans avoir renoncé à cette production, les propriétaires de vignobles ont singulièrement diminué la quantité des vins affectés à cet usage.

D'autre part, des régions où la vigne ne mûrit pas, sont largement entrées en concurrence pour la fabrication de l'alcool.

Des cultures nouvelles, spéciales, ont été introduites ; d'autres, qui n'avaient été répandues que dans la mesure où elles concouraient à l'alimentation de l'homme ou du bétail, ont été poussées à la limite.

On ne peut nier qu'il y n'ait eu là une influence considérable sur l'agriculture de notre pays.

Cette influence a-t-elle été favorable?

Il est incontestable que des terres peu productives, sinon incultes, ont été transformées tout à coup et qu'elles ont fourni un rendement inespéré.

La culture en grand des betteraves et des pommes

de terre pour la fabrication de l'alcool a mis en valeur des terres peu fertiles.

Elle a permis d'alterner, d'une manière plus complète et plus favorable, le travail des bonnes terres, qu'aurait épuisées la culture des céréales, les éléments qu'enlève à la terre la betterave ou la pomme de terre étant tout différents de ceux que lui demande, par exemple, le blé ou le seigle.

En un mot, c'est une culture qui permet d'utiliser des terres de qualité ordinaire ou inférieure, et de reposer, au lieu de les épuiser, les terres fertiles.

Les résidus produits par la fabrication de l'alcool (pulpes, drèches, vinasses, etc.) ont ce double avantage de constituer une nourriture excellente et très-économique pour le bétail : précieuse ressource qui vient combler les déficits si fréquents des fourrages; ou de former, quand ils ont été épuisés, un engrais de première qualité.

On obtient donc du même coup une plus grande fertilité du sol, la variété des assolements, on a une quantité plus considérable de viande et de la viande à meilleur marché.

Une autre modification s'est produite, dont les conséquences ne sont pas sans importance.

L'agriculture a contracté avec l'industrie des rapports dont on ne saurait méconnaître la part de bons et de mauvais effets.

Des 700 distilleries que possède aujourd'hui la France, un nombre assez considérable se sont installées à côté de la ferme, ou dans la ferme même.

Il y a là d'incontestables avantages:

Le travail de la ferme est un travail quelque peu irrégulier, intermittent : il a ses époques d'activité, et ses moments de repos, de chômage relatif. L'hiver, quand la terre semble sommeiller, le cultivateur a des jours de calme qui contrastent singulièrement avec l'activité fiévreuse des périodes de la moisson ou de la récolte. Ne serait-ce pas un bienfait que de mettre à profit ces moments de repos, d'inactivité forcée, de remplacer cette perte de temps, de forces, d'argent, par le travail industriel ?

L'homme ne commande pas aux saisons, et il ne peut devancer d'une heure le moment de la germination, de la maturité et de la récolte.

L'industrie lui est entièrement soumise. La machine fonctionne quand l'homme le veut, et suspend son travail quand il l'ordonne.

Voilà assurément un merveilleux moyen d'utiliser les heures inoccupées du travail agricole, et d'assurer aux profits comme aux salaires un taux plus élevé et plus régulier.

Tout est-il aussi avantageux dans cette union de l'industrie et de l'agriculture, de la fabrique et de la ferme, dans ce rapprochement de l'ouvrier des champs et de l'ouvrier des villes ?

La moralité et les antiques vertus du cultivateur ne souffriront-elles pas du contact des idées, des habitudes nouvelles importées par l'ouvrier de l'industrie ?

N'est-il pas à craindre aussi que les gros gains n'inspirent l'idée malheureuse d'abandonner tout à fait l'agriculture pour l'industrie, qui ne devait que lui venir en aide?

Tant qu'elles resteront toutes deux en présence, se prêtant un mutuel appui, on n'aura pas du moins à redouter de funestes et dangereux chômages, le travail agricole et le travail industriel devant alterner, se suppléer.

Il y aurait donc, on le pressent, plus d'une réserve à faire, si l'on avait à apprécier dans toutes ses conséquences une transformation aussi importante.

Mais, ne pouvant examiner ici que l'influence qu'elle a eue au point de vue du sol et du bien-être de ceux qui le cultivent, nous devons reconnaître que l'industrie des alcools a, comme celle des sucres, largement contribué au développement et à la richesse de notre agriculture.

Altérations et falsifications des liqueurs alcooliques.

Les *vins* sont sujets à des altérations ou maladies spontanées.

Chacune de ces maladies serait due au développement d'un *ferment organisé* spécial.

Il y a des vins, surtout parmi les vins blancs, qui présentent une apparence huileuse : on dit qu'ils *tournent à la graisse.*

Certains vins prennent une *amertume* détestable.

D'autres *tournent à l'aigre.*

On voit parfois à la surface du vin des pellicules blanchâtres, appelées *fleurs*.

Dans tous ces cas, des ferments microscopiques, des germes se sont développés dans le liquide. Pour arrêter, pour guérir la maladie, pour la prévenir, ce qui vaut mieux encore, il faut détruire ces ferments.

Citons quelques exemples.

L'addition du tannin dans le vin graisseux précipite le ferment et le rend inactif.

On prévient l'amertume, l'acidité des vins, le goût de fût, en brûlant du soufre dans les tonneaux.

Enfin, un savant français, M. Pasteur, a fait connaître un excellent procédé pour détruire toute espèce de germe ou de ferment: c'est le *chauffage* du vin à 50° ou 60°. Cette température n'altère en rien le vin et ne lui enlève pas son bouquet. Après cette opération, si le vin est conservé bien à l'abri de l'air et de l'atteinte de nouveaux germes, il peut se garder de longues années.

Le chauffage a l'avantage de vieillir les vins, et d'améliorer singulièrement les vins trop jeunes.

Le transport qui est si favorable à certains vins, comme les vins de Bordeaux que l'on fait voyager jusque dans l'Inde pour en élever la qualité et le prix, altère au contraire manifestement certaines espèces de vins.

Ces vins, en raison de la faible quantité d'alcool (moins de 10 pour 100) qu'ils contiennent, ne semblent propres qu'à être consommés sur place.

On parvient cependant à les conserver, tout en les expédiant au loin, au moyen d'une addition d'alcool autorisée par la loi, dans la proportion de 5 litres d'alcool pur par hectolitre de vin.

C'est cette pratique que l'on appelle le *vinage*; elle est la source de nombreux abus.

L'alcool ainsi ajouté au vin ne s'y mélange jamais complétement.

Ajoutons que l'alcool qui sert à ces mélanges, est, la plupart du temps, non de l'alcool de vin, mais de l'alcool d'industrie.

On a trouvé du vin altéré par le plomb qui sert à rincer les bouteilles. Il suffit de quelques grains de plomb restés au fond de la bouteille, et attaqués par les acides du vin, pour produire des empoisonnements des plus graves.

Il est prudent de substituer des grains de fonte aux grains de plomb pour cet usage.

La loi a prohibé pour la même raison l'usage des comptoirs et ustensiles de plomb chez les débitants. Ces ustensiles doivent être en étain fin.

Le chapitre des falsifications formerait à lui seul tout un volume.

Citons les plus fréquentes.

Le commerce vend du vin composé d'une quantité d'eau énorme; on cherche à dissimuler ce *mouillage* par l'addition d'alcool et de matière colorante.

On vend du vin mélangé de cidre, de poiré.

On adoucit des vins avec de la *litharge*, sel de plomb qui est un poison des plus actifs.

D'autres vins, trop peu riches en alcool, et difficiles à conserver, sont additionnés, pendant la fermentation à la cuve, de glucose ou sucre de fécule, destiné à augmenter la proportion d'alcool.

On a ajouté du plâtre au vin, pour en rendre la conservation ou le transport plus facile.

Enfin, on fabrique du vin artificiel, de toutes pièces, avec de l'alcool, de l'eau, de la matière colorante (bois d'Inde, cochenille, pétales de coquelicot, etc.), par simple macération.

Nous avons indiqué ailleurs[1] les nombreuses espèces de vins d'imitation ou de fantaisie en usage à l'étranger.

La *bière* a été falsifiée de mille manières :

On a remplacé l'orge par des sirops de fécule.

Le prix élevé du houblon, qui atteint jusqu'à 8 fr. le kilogramme, a amené de nombreuses falsifications. On a employé, au lieu de houblon, une foule de substances amères : la gentiane, le buis, etc.

Une falsification plus grave que l'on a constatée plus d'une fois, surtout à l'étranger, consiste dans l'addition de graines de colchique, ou de coques du Levant, poisons âcres, très-dangereux même à la plus faible dose.

Pour prévenir la production d'acides dans la bière, on y a ajouté de la craie, de la potasse, quelquefois même de la litharge.

De nombreux cas d'empoisonnement se sont produits à la suite de l'usage de bière dont les acides

---

1. *Leçons d'hygiène*, § Boissons. Paris, 2ᵉ édition, 1875.

avaient attaqué et dissous le plomb des tuyaux ou des ustensiles servant à la fabrication.

Des altérations et falsifications analogues ont été observées pour le *cidre*.

La rareté, le prix élevé des vins, les maladies de la vigne restreignent chaque année le chiffre de la production des alcools de vin.

En revanche, les alcools d'industrie prennent, comme nous l'avons vu, une extension très-regrettable.

Comme si l'alcool dégagé de sa combinaison naturelle, tel qu'il se trouve dans les boissons fermentées, vin, cidre, bière, comme si l'alcool de grains, de betterave, de glucose, n'étaient pas déjà assez dangereux[1], on a additionné les eaux-de-vie de poivre, de piment, de gingembre, d'ivraie, pour leur donner plus de montant; d'acide sulfurique ou de laurier-cerise pour leur communiquer un arome plus accusé, de sels de plomb pour les clarifier, etc.

L'absinthe a été colorée par des sels de cuivre.

Des liqueurs ont été préparées avec des alcools altérés ou falsifiés, déguisés par des essences très dangereuses avec lesquelles on les aromatise.

On est parvenu à faire de l'*esprit de bois* à odeur très-faible, et que l'industrie ajoute aux alcools destinés à la consommation.

« La plupart des *vermouts*, livrés à bas prix, sont composés de façon à masquer le goût détes-

1. Voir, à propos du danger des alcools, les *Recherches expérimentales sur les alcools par fermentation*, par les docteurs Dujardin-Beaumetz et Audigé, Paris, 1875.

table des vins et des plantes de mauvaise qualité qui servent à fabriquer ces boissons. Dans ce but, une industrie coupable fait souvent entrer dans ces vermouts des liqueurs acides ou minérales plus ou moins nuisibles.

« Les vins blancs qui entrent dans la composition des vermouths à bas prix, sont la plupart du temps *piqués*, etc. Les plantes plus ou moins avariées n'ont plus qu'une valeur commerciale insignifiante...

« Le *bitter* est souvent fabriqué avec des plantes avariées et des alcools de mauvaise qualité dont on cherche en général à masquer le goût par des acides plus ou moins nuisibles. Les alcools de betterave, de pomme de terre, de grains, qui entrent si fréquemment dans la composition des bitters à bas prix, exercent probablement une action plus marquée sur le système nerveux et les fonctions digestives que les alcools des vins. La nature des plantes, le degré et la qualité des alcools qui entrent dans la composition du bitter, lui donnent, comme à l'absinthe et au vermout, la propriété de déterminer plus ou moins promptement l'alcoolisme aigu et l'alcoolisme chronique [1]. »

Enfin, l'industrie a fait de l'alcool avec toutes sortes de substances, que l'on ne s'attendait guère à voir affectées à cet usage.

Témoin une recette fort employée, dit-on, pour fabriquer du rhum, et que nous ne donnons que

---

1. Decaisne. *Etude médicale sur les buveurs de vermout et de bitter.*

pour montrer jusqu'où on peut pousser l'effronterie dans cette voie.

On le fabriquerait avec les ingrédients suivants :

Cuir neuf râpé.	2 kilogrammes.
Écorce de chêne pilée .	500 grammes.
Clous de girofle.	15 grammes.
Goudron	15 grammes.
Alcool de mélasse. . . .	180 litres.

C'est, on le voit, un rhum suffisamment artificiel !

Il est bien probable pourtant que sur l'étiquette il est indiqué comme vieux rhum de la Jamaïque !

Nous ne tarderons pas à voir se réaliser chez nous, en cette matière, des progrès aussi transcendants que ceux dont l'Amérique nous donne le triste et contagieux exemple.

« On raconte qu'un Ecossais qui habite Chicago prépare de l'alcool avec des balayures et ordures des rues, les restes pourris de toute provenance, les rats morts et autres horreurs. Tous ces débris sont soumis à une cuisson, qui permet de recueillir d'abord une bonne quantité de graisse ; le reste se distille et fournit un alcool fort limpide. Avec dix charrettes de détritus, on obtient en moyenne 30 livres de graisse pour la savonnerie, et 40 gallons (plus de 18 litres) d'alcool à 90 degrés [1]. »

Voilà une nation qui ne veut rien perdre, et des consommateurs que leur passion pour l'alcool ne rend pas difficiles sur la provenance de cette boisson !

[1]. Bergeret. *De l'abus des boissons alcooliques.*

De l'usage des boissons alcooliques.

L'usage modéré des boissons alcooliques est-il utile, est-il nécessaire ?

D'une manière générale, on peut dire qu'il n'y a pas de breuvage qui convienne mieux à l'homme bien portant que l'eau pure.

« L'expérience, a dit Hoffmann, montre que les buveurs d'eau ont meilleure santé, ont meilleur appétit, et vivent plus longtemps. »

Nous avons vu que les anciens faisaient de l'eau pure la boisson obligée des enfants, des adolescents et des femmes.

Cependant l'eau pure peut-elle être dans tous les cas la boisson de tous ?

On cite ces paysans qui travaillent rudement, qui sont vigoureux et valides, et qui ne boivent que de l'eau.

Leur nourriture n'est ni bien recherchée, ni bien substantielle.

Mais ils ont l'air pur, un véritable aliment, qui n'est pas à dédaigner ; ils ont la vie régulière et le travail, conditions essentielles de force et de santé !

Dans les villes, l'ouvrier dont la profession entraîne une grande dépense de forces musculaires, peut-il y suffire avec l'eau pour boisson ?

Ajoutons que sa nourriture est bien souvent insuffisante, mal choisie, et que là l'air ne vient pas suppléer au défaut ou à la mauvaise qualité des aliments. Ce n'est pas un air vivifiant que l'air de l'atelier ou du logis étroit qu'habite l'ouvrier des villes.

Le jeune homme qui croît ou se développe, le convalescent, l'individu délicat, faible, tous ceux dont le sang est appauvri, qui sont atteints d'anémie, cette maladie si commune dans les grandes villes, où l'air est insuffisant, vicié ; l'homme qui travaille de son intelligence ou de ses bras, avec cette intensité, cette suractivité que l'on ne connaît point ailleurs, n'ont-ils pas besoin d'une boisson plus tonique, qui soutienne, excite ou relève mieux les forces ?

Dans tous ces cas, l'eau, fût-elle très-pure, — ce qu'elle est loin d'être dans toutes les villes, — gagnerait sans doute à être additionnée de vin.

Cet avantage est bien plus évident encore, si l'eau est impure et par conséquent malsaine.

L'usage modéré du vin, aux repas, ne peut être considéré que comme salutaire, pour ses propriétés toniques et excitantes.

Faut-il aller plus loin, et admettre que le vin, outre ses propriétés toniques, possède réellement des propriétés alimentaires ?

Le vin est-il un aliment ?

On a cité le cas des naufragés de la Méduse qui auraient vécu 17 jours avec le secours unique du vin !

Mais on ne raisonne pas avec des faits exceptionnels qui ne prouveraient à tout prendre que l'exception.

Disons, pour rester dans le domaine du réel, que le vin est un très-énergique excitant, mais un très-faible aliment. Et il faut répéter, pour qu'on ne s'y méprenne pas, que le vin ne peut être que l'adjuvant utile, mais très-accessoire d'une bonne et suffisante alimentation.

En tous cas, on doit bien se garder de fonder la croyance aux propriétés nutritives du vin sur ce fait, que celui qui boit beaucoup de vin ou de liquides alcooliques a besoin de moins d'aliments.

C'est un malade dont l'alcool a supprimé l'appétit, à force d'irriter les organes digestifs.

La fièvre aurait autant de titres à être regardée comme un moyen alimentaire !

L'eau-de-vie a été indiquée comme un excellent correctif des mauvaises qualités de l'eau, mais ce ne peut être là qu'une boisson très-accidentellement mise en usage, même à ce titre.

L'exception dégénère trop vite en règle générale.

Ajoutons que, même sans sortir des cas exceptionnels, il n'y a pas unanimité parmi les hygiénistes, pour admettre la valeur et recommander l'usage de ce mélange.

On sait qu'il est dangereux de boire froid quand on a chaud, quand le corps est couvert d'une abondante transpiration. L'inflammation des poumons, l'irritation des organes digestifs, des accidents imitant le choléra, des dyssenteries peuvent être la conséquence d'une imprudence de ce genre.

Le moissonneur, après son pénible travail, sous un soleil ardent, sur une terre brûlante, se précipite sur une eau froide, qu'il boit avec avidité.

Le soldat, après un violent exercice, après une marche forcée, recherche l'eau froide, et boit malgré toute défense, toute consigne contraires.

Sans doute, une eau tiède serait lourde, indigeste, n'apaiserait pas la soif.

Comment corriger ces défauts de l'eau froide ou tiède?

Les Romains mettaient du vinaigre dans l'eau destinée aux troupes, afin de corriger les propriétés malfaisantes de l'eau froide.

Cette boisson acide est loin d'être sans inconvénients.

L'addition d'alcool est un danger de plus.

« Aujourd'hui, dit un hygiéniste militaire, on donne de l'eau-de-vie, que l'on distribue aux troupes, soit du 21 juin au 21 août dans le Nord, soit du 1er juin au 30 septembre dans le Midi, sous forme d'une ration de 1/16e de litre, ou d'une indemnité en numéraire. »

Et il ajoute :

« Tous les hommes compétents reconnaissent que c'est là un mauvais correctif pour rendre l'eau salubre »…..

« Si les boissons alcooliques doivent entrer dans les rations quotidiennes, ce n'est pas sous la forme de l'eau-de-vie, qui abrutit et qui tue, mais sous la forme de ces vins dont notre pays a été si généreusement doté, où l'alcool, le sucre, les sels minéraux, se trouvent réunis par les forces de la nature, que celles du chimiste ou du distillateur ne peuvent jamais imiter. »

Voilà pour la ration de paix. Le même auteur ajoute, quant à la ration de campagne :

« A titre très-exceptionnel seulement, et *en cam-*

pagne, des rations d'eau-de-vie peuvent être distri-
buées aux troupes, à condition de la mélanger au
café. »

Il l'admet encore, et au même titre exceptionnel,
dans les circonstances suivantes :

« Quand l'effet à produire dépasse la limite des
forces disponibles, ou lorsqu'il faut donner un sti-
mulus à l'organisme, pour réagir contre le froid,
l'humidité [1]. »

Cette règle et ces exceptions, il faut les admettre
aussi pour la marine.

La sobriété est indispensable pour la discipline et
la sécurité de l'équipage. Elle est toujours de mise.

Mais il est des heures où il est permis de se dé-
partir d'une extrême rigueur. Il y a à bord des moments terribles, quand la tempête fait rage, quand
il faut franchir certains passages dangereux, le cap
Horn, le cap de Bonne-Espérance....

Il y a en temps de guerre des jours où il faut dé-
ployer une surhumaine énergie, dans les aborda-
ges par exemple.

Dans ces cas-là, priver le marin d'un excitant alcoolique, ce serait une cruauté, quand, faute d'une
force exaltée, surexcitée, une mort certaine l'attend.

Mais ce sont là des nécessités que l'on subit en
les déplorant, comme on déplore aussi que le défaut
d'espace ne permette pas d'embarquer du vin, et
oblige à y substituer l'eau-de-vie, parce qu'elle est
moins encombrante : fâcheuses conditions contre

---

1. Morache. *Hygiène militaire.*

lesquelles ont lutté avec autant de cœur que de science des médecins ayant acquis une grande expérience au service des intérêts de la marine française.

Espérons qu'un jour viendra où, au repas du matin, le marin cessera de recevoir une ration d'eau-de-vie. (A partir de l'âge de 16 ans, chaque homme a droit à un *boujaron*, 1/16e de litre, d'eau-de-vie chaque matin : habitude déplorable d'où naîtra un besoin, une appétence fatales pour les boissons alcooliques!)

On a vanté l'usage modéré des boissons alcooliques comme préservatif de certaines maladies déprimantes : les fièvres de marais, la nostalgie du soldat, les effets des climats extrêmes.

Un hygiéniste anglais, qui a une très-grande expérience de ces questions, n'est pas favorable à l'usage des boissons alcooliques.

Il conclut ainsi :

« Si, comme je l'ai démontré, les boissons alcooliques ne donnent pas de forces, n'empêchent pas l'invasion des maladies, ne sont qu'une protection imparfaite contre le froid et l'humidité, si elles aggravent plutôt que de les diminuer les effets de la chaleur, si leur usage même modéré accroît le nombre des crimes, nuit à la discipline, ôte au soldat l'espérance et la gaieté, si les plus cruelles fatigues de la guerre ont pu être très-aisément supportées sans ces boissons; s'il n'est pas prouvé qu'elles aient aucun effet préventif ou curatif contre la fièvre des marais ou les autres maladies, je ne conçois pas que le médecin militaire se croie jamais autorisé

à en recommander ou prescrire l'emploi, dans aucune circonstance [1]. »

Les boissons alcooliques permettent-elles de
mieux supporter le froid ?

Les guides de Chamounix et de l'Oberland savent
très-bien que les liqueurs ne seraient qu'un danger
de plus dans leurs marches d'hiver dans les mon-
tagnes. Ils ne prennent qu'un peu de vin léger.

Il en est de même pour les baigneurs de nos plages
du Nord, qui restent de longues heures, presque im-
mobiles, dans l'eau. Ils s'abstiennent d'eau-de-vie
qui ne les réchauffe pas et les rend malades.

Dans les voyages au pôle, l'expérience a depuis
longtemps condamné et fait proscrire l'alcool.

Les boissons alcooliques ne sont pas plus propres
à diminuer les inconvénients d'une chaleur exces-
cive. Tous les médecins qui exercent aux Indes, à
Bornéo, au Brésil, au Sénégal, en Algérie, à la
Nouvelle-Orléans, etc., sont d'accord pour reconnaître que l'alcool n'a que de désastreux effets dans les
climats chauds.

L'abus de ces boissons est une des causes qui
exposent le plus les nouveaux arrivés à l'action des
maladies régnantes, dyssenterie, fièvre jaune, etc.

On a, à bien des reprises, et tout récemment encore, préconisé les alcooliques dans le traitement
des maladies. Ce n'est point ici la place de discuter
cette grave question, dans laquelle la vérité se
trouve, comme il arrive souvent, dans la mesure,

1. Parkes. *Practical hygiene.*

et non dans les opinions extrêmes et absolues.

En tous cas, le sujet n'est pas neuf.

Déjà, Cervantes terminait ainsi l'histoire de Don Quichotte :

« Le chevalier et son écuyer prirent tous deux une fluxion de poitrine : le premier fut traité suivant les règles de l'art, et mourut ;... le second avala une bouteille de vin, et guérit. »

On le voit, la question est posée depuis long-temps ; je ne dis pas tranchée, bien entendu, malgré le caractère décisif que le romancier semble vouloir donner à cette statistique peu exigeante, puisque deux faits lui suffisent.

Quand le roman se met à faire de la science, il ne faut pas lui reconnaître plus d'autorité que l'auteur n'a songé à s'en accorder à lui-même. Il vise à l'effet, et si le tour est vif, l'allusion piquante, le contraste heureux, on risque beaucoup à y chercher davantage.

Abus des boissons alcooliques.

C'est au nom de l'hygiène et de l'intérêt de la santé que nous avons justifié l'emploi, dans certaines conditions spéciales, des boissons fermentées ou des boissons alcooliques.

Il ne faut pas étendre cette concession au delà des nécessités qui la réclament.

Mais qui ne sait combien il est difficile d'établir des limites, et surtout de les faire respecter !

Il ne l'est pas moins de préciser où commence l'abus des boissons alcooliques.

Tel qui veut en abuser, prétend qu'il se contente de l'usage.

Ce qui est usage pour l'un est abus pour une nature plus délicate, ou plus neuve à cette action.

Sans doute, beaucoup, en se livrant à ces habitudes, suivent leur penchant, et s'inquiètent peu du résultat, encore qu'on leur apprenne à quoi ils s'exposent.

Mais une grande partie de ceux qui font un usage immodéré des alcooliques ignorent toutes les conséquences de cette dangereuse habitude.

Tant de vaines et fausses théories règnent à ce sujet dans le public !

L'un tombe dans l'erreur pour avoir exagéré le vrai.

Le vin, par l'excitation qu'il produit, semble augmenter les forces ; dans une certaine mesure, il est exact de dire qu'il permet une dépense plus grande d'énergie, avec moins de fatigue.

Exagérant les propriétés utiles, incontestables de cette boisson, combien de personnes ne boivent que du vin pur à leur repas ! Et cela, chaque jour, sans penser qu'il y a là un danger, un excès, sans y trouver grand plaisir peut-être, par théorie, si l'on veut.

Une pareille habitude n'est pourtant pas exempte d'inconvénient, et il faut, sans hésiter, dire qu'elle constitue un véritable abus.

Depuis que la loi française a autorisé l'alcoolisation des vins avec des alcools, soit de vin, soit d'industrie, boire du vin pur comme boisson ordinaire, c'est boire de l'alcool, c'est en boire en proportion trop forte, et surtout quand il s'agit d'alcool dont on ne connaît pas la provenance !

Le vin contient de l'eau ; mais la quantité d'eau renfermée dans le vin est insuffisante pour maintenir en dissolution les principes salins de nos sécrétions ; ces sels se précipitent alors, et forment des dépôts connus sous les noms de *graviers, gravelle, pierre*.

Ajoutons que l'on ne soumet pas impunément les organes et les nerfs en particulier à cette perpétuelle excitation, à cette fièvre que l'usage du vin pur entretient.

D'autres vont plus loin, et s'imaginent aisément, le goût aidant sans doute, que le vin est une source inépuisable à laquelle on peut emprunter sans cesse des forces nouvelles.

Le succès ne répond pas toujours aux flatteuses promesses de cette théorie.

Qu'importe ? Comme il est difficile de sortir de l'erreur quand une fois on y est entré, la santé s'épuise-t-elle par de continuels excès, on se refuse à en reconnaître la cause, espérant toujours trouver, douce illusion ! dans un surcroît de dose de la prétendue bienfaisante liqueur la vigueur qui s'échappe avec elle !

Le vin blanc, les liqueurs prises le matin à jeun, en guise de repas, ont aussi leur prétexte, parfois même leur explication aux prétentions scientifiques.

On sait quelle place le *petit verre* tient dans les habitudes des ouvriers des grandes villes. Les moins imprudents mangent le matin un peu de pain, en buvant un petit verre d'eau-de-vie ou de liqueur ; les autres boivent l'eau-de-vie, l'estomac vide, sans manger.

Cette habitude a sa raison d'être, disent-ils, c'est pour *tuer le ver*.

Cela se dit et se répète depuis longtemps, témoin ce passage du *Journal d'un bourgeois de Paris*, sous le règne de François Ier :

« Au ditan 1519, mourut subitement Mlle... femme de M. de la Vernade, l'un des maîtres des requêtes du roi, et fille de feu général Briconnet d'Orléans — dont elle fut overte, et lui fut trouvé un ver en vie sur le cœur, qui lui avait percé le cœur, et lors lui fut mis sur le cœur du métridal (poison) pour le faire mourir, mais il n'en mourut point. Puis y fut mis du pain trempé de vin, dont incontinent le dit ver mourut. Parquoi il ensuit qu'il est expédient de prendre du pain et du vin au matin, au moins en temps dangereux, de peur de prendre le ver. »

Ce ver, si difficile à tuer, est l'image de l'erreur et du préjugé, qui n'ont pas, on le voit, la vie moins dure, puisque tant d'hommes portent chaque jour une si profonde atteinte à leur santé en répétant niaisement une phrase aussi vide de sens aujourd'hui qu'il y a près de quatre cents ans, et en fondant sur elle une pratique absurde.

Mais on ne se contente plus du *verre de vin* qui devait avoir cette destination spéciale.

Une fois dans cette voie, on ne s'arrête plus.

Brillat-Savarin raconte qu'ayant voyagé en Hollande avec un riche commerçant de Dantzick, qui tenait depuis cinquante ans la première maison de détail en eaux-de-vie, celui-ci lui dit :

« On ne se doute pas en France de l'importance du commerce que nous faisons de père en fils, depuis plus d'un siècle. J'ai observé avec attention les ouvriers qui viennent chez moi, et quand ils s'abandonnent sans réserve au penchant, trop commun chez les Allemands, pour les liqueurs fortes, ils arrivent à leur fin, tous à peu près de la même manière.

« D'abord, ils ne prennent qu'un petit verre d'eau-de-vie le matin, et cette quantité leur suffit pendant plus ou moins de temps ; ensuite, ils doublent la dose, c'est-à-dire qu'ils en prennent un petit verre le matin et autant vers le midi. Ils restent d'abord à ce taux..... puis, ils en boivent régulièrement le matin, à midi, et le soir. Bientôt, ils en viennent à en prendre à toute heure, et ils n'en veulent plus que de celle dans laquelle on a mis infuser du girofle ; aussi, lorsqu'ils en sont là, il y a certitude qu'ils ont tout au plus six mois à vivre ; ils se dessèchent, la fièvre les prend, ils vont à l'hôpital et on ne les revoit plus. »

Nous parlerons plus en détail des maladies auxquelles se condamnent ceux qui se laissent aller à de telles habitudes. Ici il importait seulement de montrer quel empire absolu elles prennent sur ceux qui y sacrifient une fois.

L'abus du vin et des liqueurs se traduit de deux manières distinctes : l'ivresse accidentelle d'une part, dont il est inutile de faire le triste tableau ; de l'autre, la consommation régulière, continue, de petites doses incessamment répétées, n'entraînant pas la perte immédiate de l'intelligence, mais amenant peu à peu et sans bruit les altérations les plus graves de l'individu physique, intellectuel et moral.

Cette dernière manière de satisfaire la soif alcoolique est favorisée par les nombreux comptoirs où l'on peut, en passant, sans s'asseoir, comme dans les *gin-palaces* de Londres, prendre un verre de liqueur.

Le nombre de ces débits de boissons a grandi dans une effrayante proportion en France, et particulièrement à Paris.

Les cafés et estaminets contribuent également à répandre ce goût.

Nous avons montré ailleurs que ces établissements, rivaux heureux des cabarets, sont au nombre des débouchés les plus achalandés des liqueurs alcooliques. L'alcool y est devenu l'accompagnement obligé du café, qui n'est plus la plupart du temps qu'un prétexte, qu'un accessoire [1].

Mais on aurait tort de croire que la grossière ivresse a disparu, supplantée par le régime alcoolique nouveau, et qu'elle est devenue incompatible avec notre état de civilisation, si avancé !

Voici des chiffres qui ne doivent laisser aucune illusion.

[1]. *Le café, le chocolat, le thé.* Hachette, 1875.

En 1873, et dans l'Angleterre seule, il n'y a pas eu moins de 182,000 poursuites pour cause d'ivrognerie, 31,000 de plus qu'en 1872.

En 1874, à Londres seulement, 26,155 individus ont été arrêtés pour cause d'ivrognerie.

En France également, l'ivresse n'a pas cessé d'être de mode.

A une séance de la Société française de tempérance, M. Renouard a lu un rapport qui contenait les renseignements suivants :

« Dans le courant de l'année 1874, les tribunaux de simple police des vingt-six Cours d'appel ont été saisis de 52,696 contraventions en matière d'ivresse, imputées à 52,655 inculpés.

Sur ce nombre, les femmes figurent pour 2,661.

Sur 55,635 inculpés, il y a eu 54,933 condamnations.

Pour 1,000 habitants, le nombre des inculpés est de 3 à Bordeaux, de 6 à Dijon, de 60 à Rouen, de 25 à Rennes, de 37 à Paris.

Comme on le voit, l'abus des alcooliques est plus rare dans les pays vignobles.

Mais cette statistique prouve que l'alcoolisme a lieu sous deux formes distinctes, l'une plus brutale, l'autre plus insidieuse, voilà tout. Cela satisfait tous les goûts, et assure que moins de gens y échapperont.

Tout est occasion, tout est excuse pour obéir aux sollicitations de ce besoin factice.

L'un boit *pour tuer le temps*, par désœuvrement, parce qu'il ne travaille pas. Il ne travaillera bientôt plus, parce qu'il aura perdu à boire toute énergie de volonté et de bras.

On boit *par imitation*, on boit *par vanité ;* combien voit-on de jeunes gens aussi impatients de payer leur tribut à l'alcool qu'au tabac ! L'une et l'autre habitudes sont si bien portées !

D'autres cèdent *par camaraderie ;* on s'invite le matin à prendre des liqueurs, on n'ose d'abord refuser, on boit par complaisance ; bientôt la pression, l'entraînement ne seront plus nécessaires ; l'ivrognerie est contagieuse.

D'autres boivent *par état* (et parmi eux combien ont choisi le métier pour les priviléges qu'il entraîne !), comme ceux qui vendent des liqueurs, débitants, marchands de vins, épiciers, etc. Il faut entraîner le client, ou le satisfaire en *trinquant* avec lui. Dans ces cas-là, on n'a pas l'idée de ce que peut boire dans une matinée un débitant dont le comptoir est bien achalandé !

On boit *par habitude ;* cet excitant devient un besoin irrésistible. Il manque quelque chose au buveur, tant qu'il n'a pas fait sa libation matinale. Les doses vont croissant ; l'ivrognerie est progressive !

On boit sous une foule de prétextes : chagrin, désespoir, etc.

On boit, parce que l'on s'est créé une soif artificielle, qui est une véritable maladie, la *dipsomanie*. J'ai vu un de ces dipsomanes, séduit par la vue d'une bouteille, avaler du pétrole, à défaut d'autre liquide. On en arrive là !

On boit enfin, parce que l'on a *hérité* de ce terrible penchant : l'ivrognerie est héréditaire !

Influence de l'abus des boissons alcooliques.

L'alcool porte sa funeste influence sur l'homme tout entier.

Il compromet la santé, il abrége la vie.

Il tarit les sources de l'intelligence, brise, anéantit la volonté, et amène rapidement avec la paresse, sa compagne obligée, la misère.

Il porte les plus rudes atteintes à la raison (on verra plus loin combien de cas de folie sont imputables à l'abus des boissons enivrantes).

Alors que la raison ne succombe pas complétement, le sens moral est perverti au point de ne plus laisser subsister la notion du bien et du mal : état d'abrutissement qui mène au crime ou au suicide.

L'alcool, qui dégrade, avilit, tue l'individu, ruine aussi la famille, la race, le pays.

L'altération des facultés intellectuelles et morales, la folie, les penchants vicieux, criminels, se transmettent aux enfants, et assurent à la famille comme au pays d'indignes soutiens, des non-valeurs pour la production comme pour le bien, une population nombreuse pour les hôpitaux, les prisons et les bagnes.

A l'appui de ces assertions, les faits abondent, et la statistique n'est que trop concluante.

Influence sur la santé. — On ne peut lire les chiffres par lesquels se traduit la consommation toujours croissante de l'alcool, sans se demander avec inquiétude quelle influence peut avoir sur la santé un excitant aussi énergique, aussi répandu.

Comment juger une pareille influence ?

On ne saura jamais qu'une partie du mal.

La statistique de l'ivresse a une sinistre éloquence au point de vue moral ; elle ne nous renseigne pas sur les conséquences physiques d'une passion dont les scandaleux excès ne sont que trop connus.

Nous avons dit plus haut que l'ivresse, que l'alcoolisme aigu ne représentaient qu'une des formes de l'empoisonnement par l'alcool.

On a noté les maladies qui avaient reçu de l'abus de l'alcool une aggravation plus ou moins évidente. La liste est longue et bien triste !

On a signalé l'apparition de maladies nouvelles, inconnues avant que le poison de l'alcool eût été mis à la portée de tous.

Ces deux listes sont loin d'être closes.

On a classé les divers degrés de l'empoisonnement par l'alcool, depuis les plus légères atteintes dont le consommateur ignore la signification, ou néglige l'avertissement salutaire, jusqu'aux altérations organiques profondes, qui amènent fatalement la mort, encore que la passion s'éteigne, ce qui est bien rare, ou que la médecine intervienne à une période où le mal est si rarement curable.

Signalons les principales et les plus vulgaires altérations de la santé dues aux habitudes alcooliques.

Si l'usage modéré des boissons fermentées, vin, cidre, bière, favorise la digestion, en excitant la sécrétion de l'estomac, une dose trop élevée retarde, suspend ou exagère cette sécrétion nécessaire. Fait-elle défaut, les digestions sont longues, languissantes, imparfaites. Est-elle excessive, altérée, il se produit, le matin au réveil, un malaise pénible qui ne se termine que par l'expulsion d'un flot de liquide : c'est la *pituite* des buveurs.

Ces effets sont encore plus rapides et plus marqués, si l'on a fait usage de boissons spiritueuses concentrées.

Le besoin des aliments diminue. L'appétit se perd.

Est-ce à dire que l'alcool nourrisse ? Est-ce que le petit verre serait, comme tant de gens le croient, un déjeuner économique ?

Voyez ce que dit Liebig :

« Par son action sur les nerfs, l'eau-de-vie est comme une lettre de change tirée sur la santé de l'ouvrier, et qu'il lui faut toujours renouveler, faute de ressources pour l'acquitter. Il consomme ainsi son capital au lieu des intérêts, et de là inévitablement la banqueroute de son corps. »

Aussi le dépérissement est bientôt la conséquence d'une alimentation insuffisante et d'une nutrition imparfaite.

Parfois un embonpoint trompeur se produit. Certains buveurs engraissent.

C'est que l'alcool s'est emparé de tout l'oxygène du sang ; il n'en reste plus pour brûler les aliments gras qui s'accumulent dans les tissus ; dépôt inutile qui atteste, non la santé, mais l'imperfection do l'assimilation.

La graisse se dépose dans tous les organes : foie, reins, cœur, vaisseaux ; elle altère leurs fonctions, cause des hydropisies et des dégénérescences fatales.

La face a un caractère spécial chez certains buveurs ; elle devient rouge, se couvre de vaisseaux dilatés et d'indurations végétantes, indices trop certains des habitudes alcooliques : c'est la *couperose* des ivrognes.

Le système nerveux est bientôt atteint par le poison qui s'accumule de préférence dans le cerveau. Hébétude, perte de mémoire, attributs de la sénilité précoce, tremblement des mains, délire tremblant, accès d'épilepsie (surtout chez les buveurs d'absinthe) [1], paralysie générale, abrutissement et folie : tels sont les résultats des excès d'alcool.

Le danger des liqueurs fortes s'accroît dans certaines conditions qui doivent être précisées.

Le moment que le buveur choisit de préférence pour ses libations a une grande importance. Ainsi,

---

1. Les expériences que le Dr Magnan a faites sur les animaux à l'aide d'alcool et d'absinthe injectés dans les veines, montrent très-bien la différence d'action de ces deux liquides. L'alcool absorbé détermine des symptômes de torpeur et de paralysie, tandis que l'essence d'absinthe produit de véritables accès d'épilepsie.

Ces résultats concordent parfaitement avec ce que l'expérience a montré chez l'homme adonné à l'une ou à l'autre de ces boissons.

rien n'est plus dangereux que l'habitude du *petit verre*, des liqueurs prises le matin *à jeun*. L'estomac absorbe bien plus rapidement alors le poison qu'on lui donne. L'action caustique, brûlante, des liqueurs s'exerce librement sur la surface de l'organe vide.

Mais si cette habitude se rencontre plus spécialement chez les ouvriers, il en est une qui s'est généralisée dans toutes les classes de la société, c'est l'usage de l'*absinthe*, comme apéritif, avant le repas.

L'alcool et les essences contenues dans les liqueurs, absinthe, vermout ou bitter, arrivent sur la muqueuse de l'estomac, sans correctif, sans être tempérés par la présence d'autres liquides, ou d'aliments : ils la brûlent, la dessèchent, la parcheminent et la désorganisent.

Un médecin disait avec raison que « prendre de ces liqueurs avant le repas, c'était s'ouvrir l'estomac avec une fausse clef ».

Les mélanges de liqueurs, ou *mêlés*, renferment une quantité très-élevée d'alcool, qui y est dissimulé grâce aux noms anodins du cassis ou de l'anisette.

La *mauvaise qualité des alcools* aggrave encore les conséquences des habitudes d'intempérance. Et l'on a vu combien il y a de chances de rencontrer des liqueurs altérées ou falsifiées !

Il semble inutile d'ajouter que le danger grandit avec la quantité ingérée, la durée et la répétition des excès.

Deux formes d'alcoolisme ou d'empoisonnement

par l'alcool, graves toutes deux, mais un peu différentes dans leur évolution, sont déterminées par la
manière plus ou moins rapide dont l'empoisonnement alcoolique (ou alcoolisme) a été produit.

Influence sur la mortalité. — On a calculé que
l'alcool tue en Angleterre 50,000 hommes par an.

La mortalité des aubergistes et marchands de
liqueurs de 35 à 45 ans est de 19 pour 1,000 par an,
tandis que pour les fermiers elle n'est que de 7 à 8 ;
donc plus du double [1].

Aux États-Unis, où il y avait en 1828 plus de
300,000 ivrognes de profession, on comptait qu'il
mourait par an 37,500 ivrognes dans la force de
l'âge.

A la Nouvelle-Hollande, tel est l'abus des liqueurs
fortes, que l'âge moyen où l'on meurt est de 23 ans,
alors qu'ailleurs, même dans les colonies péniten-
tiaires où les *convicts* sont astreints à de rudes travaux, mais où l'alcool ne pénètre pas, l'âge moyen
est de 35 ans.

On porte à plus de 100,000 par an le nombre des
victimes de l'alcool en Russie.

En France, sur 46,609 morts accidentelles consta-
tées en 7 années (de 1835 à 1841), 1622 étaient le
résultat de l'ivrognerie.

L'armée anglaise dans l'Inde est décimée par
l'intempérance.

Les Chinois se tuent par l'abus de l'opium et de
l'alcool.

---

1. Picard. *Le danger des boissons alcooliques.*

Les trois quarts des nègres succombent à l'abus du tafia.

Aussi Balzac a-t-il pu dire avec raison : « On s'est effrayé du choléra, l'eau-de-vie est un bien autre fléau ! »

Il faut ajouter que l'un amène l'autre, et qu'en temps d'épidémie il n'y a pas d'individus plus exposés, de victimes plus assurées d'être frappées du choléra, comme des grandes épidémies, que ceux qui sont affaiblis par l'abus de l'alcool.

Influence sur la transmission héréditaire des maladies physiques et mentales. — Les conséquences héréditaires de l'alcool sont terribles. L'enfant de l'ivrogne est presque fatalement un ivrogne, un idiot, ou un être dangereux pour la société.

Quand il est ivrogne, il l'est à un degré incurable.

Morel a dit : « Je n'ai jamais vu guérir les malades dont les tendances alcooliques avaient leur point de départ dans des dispositions héréditaires. »

C'est là l'explication de tant d'exemples de perversité précoce, de monstruosités morales, qui étonnent la justice, et où la médecine reconnaît l'indiscutable influence de l'hérédité [1].

C'est aussi l'explication de tant d'existences débiles, vouées à une mort prématurée, c'est là la

---

1. « Si on ajoute, a dit le Dr Lunier, au chiffre des aliénés du fait de l'alcool, celui des idiots, imbéciles, faibles d'esprit, nés de parents ivrognes ou épuisés par des excès alcooliques, on arrive facilement à la proportion de 50 pour 100, dont la maladie reconnaît pour cause l'alcoolisme. »

plus puissante peut-être des causes de la phthisie pulmonaire.

L'alcool et l'aliénation mentale. — On sait que l'alcool déprime les facultés intellectuelles. Ce fut une arme formidable entre les mains des Espagnols. Les nations du Nouveau-Monde ont été domptées et détruites autant par l'eau-de-vie que par les armes à feu.

On savait également depuis longtemps que la folie est l'aboutissant des excès alcooliques chez un grand nombre d'individus.

Une triste démonstration en est fournie à mesure que la consommation de l'alcool s'étend et envahit certaines régions, où il tend à remplacer les boissons fermentées, vin, cidre ou bière, au grand détriment de la santé publique.

Le Dr Jolly a constaté que dans les départements du Nord, où se sont produits ces changements dans les habitudes, « la proportion des cas de folie a pu s'accroître de 9 à 22 0/0 chez les hommes, et de 2 à 4 0/0 chez les femmes. »

Le Dr Lunier a montré par des chiffres cette relation dans un grand nombre de départements. Pour ne citer que le Finistère, la proportion des cas de folie alcoolique s'est élevée à 37 pour 100, depuis que la consommation de l'alcool y a doublé.

En Angleterre, la moitié des aliénés se rencontre parmi les buveurs.

En France, il résulte des observations des médecins aliénistes, Esquirol, Morel, Motet, Parchappe, etc., que, sur 100 cas d'aliénation mentale,

il y en a 18 qui proviennent des excès alcooliques :
un cinquième !

La folie s'étend donc parallèlement à la consommation de l'alcool. En 6 ans, la population de Bicêtre
a doublé !

En 1870, 27 pour 100 des aliénés admis à l'asile
Sainte-Anne étaient des alcooliques.

En 1871, sous la Commune, la proportion s'est
élevée à 58 pour 100 (Lunier).

On a raison d'appeler le cabaret, « un lieu où
l'on vend la folie en bouteille. »

L'alcool et le suicide. — D'après M. Decaisne, le
chiffre des suicides, qui en 1848 était de 141 pour
la France entière, s'est élevé à 401 en 1866.

A Paris le chiffre des suicides par ivrognerie est de
1 sur 72 décès. Il n'est à Londres que de 1 sur 175
décès, à New-York de 1 sur 172, à Vienne de 1 sur 160.

Sur 4,595 suicides constatés par la police en 10
ans, et dont M. Brierre de Boismont a étudié les
dossiers, 530 doivent être attribués directement aux
excès alcooliques, ce qui donnerait une proportion
de 1 sur 8.

Le D' Lunier a établi par des chiffres que c'est
dans les départements où la consommation d'eau-
de-vie est la plus élevée que l'on trouve le plus
grand nombre de cas de suicide.

Dans certains départements, on a compté en 1869
35 suicides sur 100 000 habitants.

En Suède, la proportion des suicides est de 1 sur
57 décès.

L'alcool et la moralité. — L'alcool ne laisse rien

d'intact chez l'individu qui absorbe chaque jour ce poison.

La santé est altérée.

L'intelligence détruite.

Le sens moral n'est pas moins profondément atteint : l'empire des passions et des instincts s'exerce sans contrôle et sans frein.

Pour l'homme adonné aux excès alcooliques, il n'y a plus ni intérieur, ni famille, ni devoirs, ni travail, ni avenir. Au début, quand il fait encore quelques heures de travail, le jour de paie est le signal de nouveaux excès.

Plus tard, esclave de son penchant, il quitte à peine le cabaret, le travail ne l'en arrache plus, car son intelligence obtuse, son inattention, ses mains tremblantes, ne lui permettent plus d'occuper à l'atelier la place qui assurait autrefois le pain de sa famille.

Désormais on ne peut plus rien attendre de bon, d'utile, de noble, de l'homme qui en est arrivé là.

D'ailleurs, il ne s'arrête pas dans ses excès, il lui faut doubler les stimulants pour en ressentir l'excitation qu'il recherche.

Il avait perdu le sentiment du devoir et de la moralité, demain il sera criminel, voleur ou assassin.

L'alcool et la criminalité. — L'homme livré aux excès alcooliques devient sombre, il prend une humeur singulière, il montre une incohérence caractéristique dans ses idées et dans ses actes, il s'emporte, devient furieux pour une cause insignifiante, il s'effraie sans raison, et alors, colère ou terreur, hallucination ou manie, il frappe, blesse ou tue, sans honte comme sans remords.

« Un ouvrier charpentier, livré depuis quelques années à l'ivrognerie, entendait une voix qui lui criait de tuer son enfant. Il réussit d'abord à vaincre cette funeste pensée. Mais la voix commandait toujours, et la prière devenait impuissante à la conjurer. Un jour, ce malheureux, hors d'état de résister et pleurant à chaudes larmes, se leva, saisit une hache et alla frapper l'enfant... ! »

L'histoire ne rapporte-t-elle pas qu'Alexandre le Grand, l'élève, le protecteur d'Aristote, assassina dans un accès de colère, et dans le trouble de l'ivresse, son meilleur ami, Clitus, celui-là même qui lui avait sauvé la vie !

Avec l'ivresse, a dit Plutarque, habitent la folie et la fureur.

L'ivrognerie est une calamité sociale.

En Angleterre, les trois quarts des criminels se trouvent parmi les buveurs.

« Une femme, dit un aliéniste, éprouvait, dès qu'elle avait bu, un désir irrésistible de mettre le feu à quelque maison. Dès que la crise était passée, elle avait horreur d'elle-même ; néanmoins elle n'avait pas commis ainsi moins de 14 incendies ! »

L'alcool et la misère. — Le travail est la source du bien-être

L'ordre et la modération en sont les conditions nécessaires.

Doit-on s'étonner que l'intempérance, le désordre et l'oisiveté amènent fatalement la perte du patrimoine, de l'épargne, et ne permettent plus d'assurer le nécessaire pour le jour présent ou pour le lendemain ?

La Fontaine l'a dit :

« Un suppôt de Bacchus
Altérait sa santé, son esprit et sa bourse ;
Telles gens n'ont pas fait la moitié de leur course,
Qu'ils sont au bout de leurs écus. »

C'est toujours vrai. Les choses même marchent encore plus vite aujourd'hui, depuis que les liqueurs sans nombre débitées sur le comptoir ont remplacé en partie le vin, pour lequel il fallait s'asseoir à la table du cabaret.

Pour résumer les effets désastreux de l'alcool, on peut citer le tableau donné par Everett des malheurs causés en 10 ans par ce poison aux Etats-Unis.

« L'alcool a imposé au pays une dépense de 600,000,000 de dollars (3 milliards), il a détruit 300,000 individus ; il a envoyé 100,000 enfants aux maisons de pauvres ; il a fait enfermer dans les prisons ou pénitenciers 150 000 individus ; il a fait plus de 1000 fous ; il a causé 1500 assassinats au moins, au moins 2000 suicides ; il a poussé à l'incendie et à la destruction par violence de plus d'une valeur de 10 millions de dollars (50 millions de francs) ; il a fait 200,000 veuves et 100,000 orphelins. »

Faut-il s'étonner qu'un empereur de Chine ait, comme on le dit, fait jeter dans les flammes le premier qui dans ce pays eut l'idée de distiller les boissons alcooliques ?

*Comment réprimer ces abus et diminuer ces
dangers.* — Voilà le mal.

Où est le remède ?

Quand l'intérêt du pays, la morale, l'hygiène réclament impérieusement que ces abus soient répri-
més, que l'homme, faible, ignorant, ou démoralisé,
soit mis hors d'état de se nuire et de nuire aux
autres, quelles mesures convenait-il de proposer
de mettre à exécution ?

Est-ce à la rigueur qu'il faut s'adresser ? Il y a
bien longtemps que le moyen a été employé. Tous
les peuples ont essayé de la répression légale.

Nous avons déjà fait allusion aux lois de la Grèce
qui interdisaient le vin aux jeunes gens et aux
femmes.

Les lois de Solon punissaient de mort l'archonte
qui paraissait en public en état d'ivresse.

A Rome, le mari pouvait tuer sa femme si elle
s'était enivrée.

En France, comment la répression était-elle assu-
rée ?

Nous trouvons dans un édit de François 1er, da-
tant de 1536, un passage curieux à plus d'un titre :

« Quiconque sera trouvé ivre, sera incontinent
constitué prisonnier au pain et à l'eau, pour la
première fois ; la seconde fois.... sera battu de
verges...; la tierce fois, sera fustigé publiquement;
et, s'il est incorrigible, sera puni d'amputation
d'orteil, noté d'infamie et banni..... »

« Si, par ébriété, lesdits ivrognes commettent
aucun mauvais cas, *ne leur sera pour cette occa-*

sion *pardonné*, mais seront punis de la peine due au délit *et davantage pour ladite ébriété*. »

Donc, une peine pour s'être enivré, une peine plus grave pour la récidive; enfin la société frappe et bannit l'individu incorrigible.

Mais, comme l'ivrogne commet souvent des délits ou des crimes pendant l'ivresse, et par le fait de l'ivresse, loin de trouver là une cause d'excuse, l'édit y voyait la raison d'une aggravation de la peine.

Les choses ont changé depuis ce sage édit :

D'après le code pénal de 1810, l'ivresse n'est pas un délit; la loi qui punit les actes violents ou délictueux qui l'accompagnent, ne frappe point l'ivresse elle-même.

Quelque dangereux que soit l'exemple donné, quelque indiscutable atteinte que reçoive la morale publique, quelque analogie que présente le fait avec d'autres que la loi punit, on ne peut suppléer au silence du législateur.

Cependant, c'est souvent par ce premier fait d'ivresse toléré, qui trouve dans la loi l'impunité, dans le public l'indifférence sans colère et sans mépris, ou l'encouragement coupable de plaisants propos, que va commencer toute cette série d'excès dont nous avons déroulé le tableau et indiqué les degrés.

Quelques administrateurs ont tourné la difficulté, et assimilé l'ivresse à une contravention de simple police. Encore fallait-il étendre la disposition du code pour poursuivre ce scandale.

Tout cela était insuffisant : une peine légère jusqu'au ridicule montre trop que la société est désarmée.

Quant aux délits ou crimes commis pendant l'ivresse, force est bien de ne pas les punir, quand il y a eu absence certaine de la volonté de mal faire. L'ivresse complète exclut la volonté et partant la culpabilité.

Hors de là, trop souvent on a invoqué un degré moins avancé de l'ivresse comme circonstance atténuante, alors que les boissons enivrantes n'ont fait qu'obscurcir ou que diminuer l'intelligence et la volonté, sans les anéantir.

La loi nouvelle (3 février 1873) fournit une base régulière à la poursuite.

Pendant l'année 1874, les tribunaux de simple police des 26 cours d'appel ont été saisis de 76,740 contraventions en matière d'ivresse, qui ont donné lieu à 73,596 condamnations.

Cette loi est encore trop récente pour que l'on puisse juger les résultats de ses prescriptions et de son système pénal. Au moins elle ne permet plus de faire jouer à l'ivresse le rôle de circonstance atténuante !

Là où l'homme est soumis à un règlement spécial, comme dans l'armée, dans la marine, dans les établissements industriels, il est toujours possible d'atteindre l'ivresse.

Une circulaire du Ministre de la guerre du 10 août 1872 disait :

« Le règlement du 2 novembre 1833 sur le service intérieur des troupes ne punit l'ivresse qu'autant qu'elle trouble l'ordre.

« Cela est très-regrettable, car l'ivresse mène à l'ivrognerie, qui abrutit l'homme et lui ôte toute valeur. Loin d'atténuer une faute, elle constitue une faute de plus ; elle doit donc être sérieusement réprimée, partout et toujours, et il faut même, en prévision des fautes que le soldat pourrait commettre, qu'il sache, à n'en pouvoir douter, qu'elle ne pourra jamais être invoquée comme circonstance atténuante. »

Dans la marine, un système de peines très-sévères est organisé contre ceux qui s'enivrent ou qui fournissent les moyens de s'enivrer.

Un grand nombre d'industriels ont depuis longtemps institué des règlements sévères, interdit le chômage du lundi, expulsé les individus qui s'enivrent.

Excellentes mesures, si elles contribuent à améliorer l'état moral des ouvriers, car la répression n'est qu'un moyen, et ce n'est pas toujours le meilleur et le plus sûr, pour atteindre le but que nous indiquons.

Sans doute, avec le buveur endurci, incorrigible, le temps des conseils et des avis est passé : la société n'a plus qu'à le protéger contre lui-même, et à se protéger.

C'est ici peut-être que l'on sentirait le prix d'asiles analogues à ceux des États-Unis, où l'ivresse à l'état de maladie trouve un refuge, qui dérobe au public un funeste et contagieux exemple, et où le malade ne pouvant plus nuire à lui-même et aux autres apprend à se déshabituer sérieusement de sa passion.

Mais il y a des jeunes gens qu'il faut prémunir contre l'entraînement des mauvais exemples, il y a des néophytes de l'alcool qu'il est encore possible d'arrêter sur la pente. Avec ceux-là, la peine qui dégrade et avilit, a moins d'efficacité que les moyens qui réveillent la dignité et la conscience morale.

Comment prévenir le mal ?

Dans cette voie les moyens ne sont jamais assez efficaces, assez nombreux.

Il faut faire comme l'on peut.

A tel qui manifeste un penchant vers les boissons alcooliques, l'exposé des dangers qui en résultent pourra servir de frein.

Tel autre qui y a déjà pris goût, sera peut-être guéri par le procédé un peu naïf (qu'importe, s'il réussit!) de la goutte de cire versée chaque jour dans le verre pour en diminuer insensiblement la capacité.

Mais il convient de ne pas se faire trop d'illusions sur le moyen, et de se rappeler la réponse trop souvent applicable de ce célèbre écrivain anglais qu'un de ses amis engageait vivement à la modération : « Je puis m'abstenir, disait-il, mais je suis incapable de me modérer. »

J'ai vu mettre en pratique, bien souvent hélas ! sans succès, un procédé fondé sur l'espoir de dégoûter le buveur. J'ai vu en Angleterre ajouter de l'esprit de bois à l'alcool, j'ai vu mêler de l'ipécacuanha, de l'émétique aux boissons. La vérité oblige d'avouer que les ivrognes ont le dégoût difficile à provoquer. Mais il faut tout tenter. Je n'en dirai pas autant du moyen qui consiste à mettre de l'alcool dans tout, boissons et aliments , pour arriver plus vite au dégoût. L'ivresse pourrait arriver avant la répugnance !

Il est constant que les ivrognes sont rares dans les pays producteurs de vin. Tous les moyens qui pourront mettre partout le vin naturel à la portée du consommateur devront être employés; on diminuera d'autant l'abus des liqueurs fortes , et le danger des liqueurs frelatées, dût-on reporter sur les liqueurs l'impôt dont on aurait dégrevé les vins naturels.

Une surveillance très-active ne devrait pas tolérer la vente d'alcools impurs, mal rectifiés, de boissons mal préparées et malsaines.

Le D' Lunier conclut ainsi un travail qu'il présentait à l'Académie de médecine le 27 avril 1875 :

« 1° L'introduction dans la consommation courante des alcools d'industrie constitue un danger des plus graves pour la santé publique.

2· L'un des moyens les plus rationnels d'arrêter l'envahissement de ces alcools et d'en prévenir les pernicieux effets est de favoriser la consommation des vins naturels dans les départements qui n'en récoltent pas. »

Une alimentation plus réparatrice diminuerait le besoin des excitants alcooliques. N'est-il pas possible de voir la viande plus abondante et moins chère, les liqueurs plus rares et plus fortement imposées ?

Mais, qu'on le sache bien, quelque parfaites qu'on les suppose, une réforme pénale et une réforme économique ne suffiront jamais.

Et puis la rigueur qui atteindrait l'ivresse manquera souvent le but. Beaucoup s'enivrent, un plus grand nombre encore s'empoisonnent à petit feu, sans aller jusqu'à l'ivresse : empoisonnement qui conduit d'une manière plus sûre, plus fatale aux violences, au crime ou à la folie.

La loi sera éludée, impuissante.

Le consommateur invoquera de nouveaux prétextes.

S'il y a des coupables, il faut ne pas oublier qu'il y a aussi des ignorants.

On n'aura rien fait tant que l'on n'aura pas éclairé l'ignorant sur les dangers qu'il court, en s'exposant au poison alcoolique, tant qu'on ne lui aura pas inspiré le goût de plaisirs plus relevés.

Eclairée, l'intelligence sera plus apte à écouter la raison. Alors, si l'homme ne trouve point en lui et dans ce savoir la force nécessaire pour faire le sacrifice de ses instincts et de ses passions, il entendra mieux cette grande voix du devoir, qui lui fera comprendre à quel avilissement conduit l'abus des boissons alcooliques : la dignité perdue, l'honnêteté compromise, le vice coudoyé, la déchéance physique, matérielle et morale de l'individu, de la famille,.. du pays.

Comment réaliser ce vœu ?

Des sociétés savantes n'ont pas dédaigné de signaler le danger et de vulgariser les moyens d'y
porter remède. L'Académie de médecine a publié
en 1872 un *Avis sur les dangers qu'entraîne l'abus
des boissons alcooliques*, conclusions pratiques
d'un très-remarquable rapport du Dr Bergeron sur
la répression de l'alcoolisme.

Notre caractère et nos mœurs se prêteraient peu
à l'imitation des *Sociétés de tempérance* telles
qu'elles sont instituées en Amérique et en Angleterre.

*L'Association française contre l'abus des bois-
sons alcooliques*, fondée à Paris depuis 1872, s'est
imposé un programme plus rationnel et plus en
rapport avec nos mœurs, pour arriver à cette régé-
nération [1].

Elle vulgarise d'excellents livres, institue des
conférences, répand, par la publication du journal
la Tempérance, des notions utiles ; elle récompense
l'abstention des liqueurs fortes par des médailles
et des livrets de caisse d'épargne, et le chiffre de
ses associés et de ses adhérents augmente tous
les ans.

Elle sait bien que ce sont les mœurs qu'il faut
réformer : tâche difficile, ardue, à laquelle elle applique toutes ses forces et toute la charité intelligente
de ses membres.

« Il ne suffit pas, disait naguère M. Dumas, de

1. Cette association est aujourd'hui sous la présidence
de M. Dumas, secrétaire perpétuel de l'Académie des
Sciences, membre de l'Académie française.

proscrire les poisons tels que l'absinthe ; de combattre l'abus des liqueurs perfides, telles que l'eau-de-vie ; de favoriser l'usage des boissons saines ou même d'amener sous la main des consommateurs des sources d'eau pures et séduisantes ; il faut encore, il faut surtout, réveiller chez l'homme le sentiment de la responsabilité morale, le respect de lui-même, l'amour de la famille, l'idée de la patrie et la crainte de Dieu. L'ivresse de nos pères mettait ces grandes pensées dans un oubli passager, l'alcoolisme moderne les éteint sans retour. »

Il ajoutait :

« Le penchant pour les alcooliques a pour complices tous les mauvais sentiments de l'humanité, tous ses penchants funestes. Il personnifie, au plus haut degré, l'insubordination de la matière contre l'esprit et l'assujettissement de l'âme aux appétits farouches du corps. »

Une pareille lutte appelle le concours de tous les esprits animés du zèle du bien public et de l'amour du pays, car le poison alcoolique qui décime la génération présente, menace déjà l'avenir.

Il faut donc se hâter d'instruire et d'arrêter ceux qui courent si nombreux sur cette pente funeste, par l'autorité de la religion, de la morale et de la science.

La vraie voie a été ouverte par quelques hommes de cœur. Beaucoup les suivront.

LE TABAC

Histoire du tabac.

On désigne sous le nom de Tabac les feuilles préparées d'une plante originaire d'Amérique, dont le nom botanique est *Nicotiana Tabacum*, et qui a été connue successivement sous les noms vulgaires de *Petun*, *Médicée*, *Cathérinaire*, *Herbe à l'Ambassadeur*, *Herbe à la Reine*, etc., pour les raisons que nous allons exposer brièvement.

Lorsque Christophe Colomb aborda au Nouveau Monde, en 1492, les Espagnols furent frappés de voir les indigènes aspirer la fumée de petits cylindres noirâtres allumés par un bout : c'étaient les *tabaccos* ou *tabanos*, préparés par les Indiens au moyen des feuilles enroulées d'une plante appelée *Petun* dans la Floride et au Brésil.

Soit en raison du lieu où cette coutume fut observée pour la première fois, Tabago, une des Antilles, Tabaco (Yucatan), ou Tabasco (Mexique), soit en conservant le nom par lequel on désignait le cigare primitif, les Espagnols donnèrent à la plante qui servait à cet usage le nom de *Tabago*.

Nous en avons fait plus tard le mot *Tabac*, mais

longtemps après que nous avions reçu la plante à notre tour.

En effet, les Espagnols s'étaient habitués à fumer comme les Indiens. Ils rapportèrent en Espagne des graines de tabac; on y cultiva la plante ainsi qu'en Portugal, d'où le tabac se répandit dans une partie de l'Europe, vers 1518.

Sir Walter Raleigh, après la conquête et la colonisation de la Virginie, fit connaître le tabac en Angleterre, à peu près à l'époque où il fut introduit en France.

A peine connu en Angleterre, le tabac fut apporté vers 1617 du Brésil aux Indes; il se répandit de là à Siam, en Chine et dans tout l'Orient.

D'autre part, la Hollande, la Suède, la Norvége, la Russie acceptent avec faveur la plante américaine.

Déjà vers 1560, sous le règne de François II, le tabac avait fait son apparition chez nous.

Jean Nicot, ambassadeur de France à la cour de Portugal, envoya une certaine quantité de tabac en poudre à la reine Catherine de Médicis. De là les noms d'*Herbe à l'Ambassadeur*, *herbe et poudre à la Reine*.

Celui qui avait introduit le tabac en France, donna aussi son nom à la plante qu'il avait fait connaître : on l'appela *Nicotiane*. Plus tard, les chimistes désignèrent sous le nom de *Nicotine* un des principes les plus actifs du tabac. Nous aurons occasion d'en parler en étudiant les propriétés de cette plante.

D'autres attribuent à André Thévet d'Angoulême

l'honneur d'avoir le premier en France apporté et cultivé le tabac, vers 1556.

Les Américains se contentaient de fumer le tabac. Les Européens le fument, le prisent et le mâchent.

Ce fut sous forme de poudre destinée à être prisée que le tabac fut adressé à la Reine. Il était considéré d'abord comme un remède souverain contre la migraine.

L'*herbe à la Reine* causa un véritable enthousiasme en France. On en vantait les merveilleux effets, on en fit une *panacée* universelle, un remède propre à guérir tous les maux.

Après avoir été reçu aussi avec assez d'engouement en Angleterre, le tabac y fut bientôt l'objet des plus vives critiques.

On l'accusa d'être un poison des plus dangereux.

Partout en Europe, cette plante, qui avait causé tant d'enthousiasme, devint l'objet des prohibitions les plus sévères.

Henri VIII menace du fouet ceux qui en feront usage.

La reine Elisabeth fait confisquer les pipes et les tabatières.

Or, à cette époque, John Aubrey nous apprend que, si les bourgeois se contentaient d'une pipe formée d'une sorte de coquille de noix armée d'un tuyau de paille, pipe que l'on faisait circuler autour de la table pour que chaque convive s'en servît à son tour, les *gentlemen* faisaient usage de pipes d'argent. Alors le tabac se vendait au poids de l'argent (*for its wayte in silver*, dit la vieille chronique).

Jacques Ier, roi d'Angleterre, écrit en 1619 un livre pour combattre « cet engouement pour une herbe sale et puante. » C'est aux fumeurs qu'il s'en prend dans un pamphlet plein de vigueur intitulé *Misocapnos*, haine à la fumée !

Amurat IV, roi de Perse, ne menace le priseur de rien moins que de lui faire couper le nez ; il ordonne de fendre les lèvres des fumeurs.

Le grand-duc de Moscovie édicte aussi des peines très-sévères contre les contrevenants.

En Italie, le pape Urbain VIII excommunie ceux qui font usage du tabac à priser dans les églises (1628). Les bedeaux sont autorisés à confisquer les tabatières, presque toutes alors d'or ou d'argent, que feront circuler les fidèles.

En France, une ordonnance de police sous Louis XIII « défend de vendre cette *drogue* à tout autre qu'aux apothicaires, sous peine d'amende de quatre-vingts livres parisis. »

Les prohibitions n'y firent rien. La sévérité des peines, amendes, confiscations, la menace de mort même, n'arrêtent pas la propagation du tabac.

On se rit des peines que l'autorité n'ose appliquer. On fait peu de cas des dangers d'un poison qui tue si lentement. L'exagération des peines et du péril ne fait que donner un nouvel essor à l'extension de la feuille défendue.

On va voir bientôt ce qui est advenu en trois siècles de cette herbe qui, au commencement du xvie siècle, n'était connue que de quelques sauvages de l'Amérique, et la place qu'elle tient aujourd'hui dans les habitudes, les mœurs, et parmi les causes de santé ou de maladie, de richesse ou de misère du monde entier.

La persécution n'eut qu'un temps. Elle était si peu efficace !

Au lieu de défendre la consommation, les gouvernements l'imposèrent, ou se réservèrent le monopole de la fabrication et de la vente.

Venise afferme en 1657 la fabrication des tabacs, et en tire en une année près de 40 mille ducats.

En France, en 1674, Colbert réserve à l'Etat cette fabrication. On afferme ce monopole d'abord 600,000 livres.

En 1791, le monopole est supprimé ; il est remplacé en 1798 par une taxe. La fabrication du tabac est confiée aux manufactures et ateliers particuliers.

Le monopole de fabrication et de vente fut rétabli au profit de l'État par les décrets du 29 décembre 1810, et du 12 janvier 1811, à titre provisoire, sauf à être prorogé par l'autorité législative.

Le rétablissement du monopole entraîna la suppression de plus de 600 manufactures de tabacs, qui existaient en France en 1811.

L'impôt du tabac a produit depuis son origine plus de 4 milliards de francs.

Dans la période où le monopole était remplacé par l'établissement d'une simple taxe sur le tabac, le trésor recevait :

En 1790. . . . . 3.509.397 francs

après le rétablissement du monopole :

De 1811 à 1815	26 millions par an.	
En 1820	42	—
En 1830	47	—
En 1835	52	—
En 1841	72	—
En 1850	122	—
En 1855	152	—
En 1859	175	—
En 1861	183	—
En 1863	233	—

Dès 1856, M. Husson calculait que l'État tirait un bénéfice *net* de 100 millions par an de cet impôt, c'est-à-dire le quinzième de toutes les recettes inscrites au budget.

Ce chiffre s'est encore singulièrement accru depuis. Et ce curieux sixain sur Nicot, publié par la Gazette d'Epidaure, est de plus en plus justifié :

> « Ci-gît à qui l'on doit la plante
> D'où naît cette poudre attrayante
> Qui, par des moyens combinés,
> Quoique d'odeur peu séduisante,
> Rapporte à nos rois étonnés
> Trois fois dix millions de rente. »

Nous verrons plus loin ce qu'il faut penser de cette source toujours de plus en plus abondante de l'impôt, et si le bien-être physique et moral des populations trouve son compte, comme le trésor public, à la consommation croissante du tabac.

Description.

Avant de passer des faits à leur appréciation, nous devons d'abord donner une idée de la plante qui a pris une telle extension, reçu une telle faveur et soulévé de si importantes questions.

Le tabac, ou *nicotiane*, est une plante herbacée appartenant à la famille des *Solanées*.

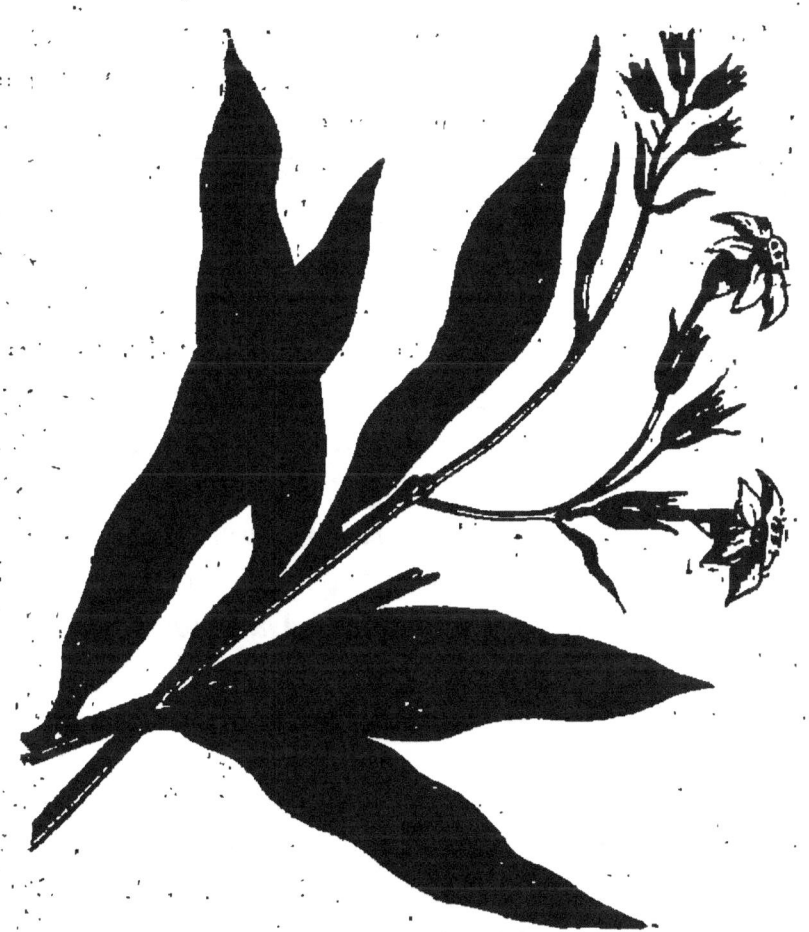

Fig. 31. — Le Tabac.

Cette famille végétale comprend parmi ses espèces principales des plantes comestibles, telles que la *pomme de terre*, la *tomate*, l'*aubergine*; elle renferme aussi un assez grand nombre de plantes vénéneuses, telles que la *mandragore*, la *stra-moine*, la *pomme épineuse*, la *belladone*, la *jusquiame* et le *tabac*.

On verra plus tard tout l'intérêt de ce rapprochement.

Le tabac atteint une hauteur maximum de un mètre et demi. Ses fleurs terminent la tige, qui est dressée, cylindrique, rameuse ; elles sont grandes, d'un blanc jaunâtre, leur limbe est rose.

Les feuilles sont grandes, de 30 centimètres et plus de longueur, de 10 à 12 de largeur, ovales ou oblongues, vertes, molles (fig. 31 et 32).

La plante dont nous venons, sans entrer dans le détail, d'indiquer les principaux caractères, présente plusieurs variétés, entre autres le *tabac à larges feuilles*, acclimaté dans presque toutes les parties de l'Europe, et la *nicotiane rustique*, à feuilles ovales et à fleurs verdâtres : elle fournit le tabac de la Corse et de la Crimée. La *nicotiane paniculée*, à feuilles en cœur, cultivée surtout en Orient, donne un tabac doux, très-estimé en Turquie.

Les feuilles fraîches du tabac exhalent une odeur vireuse très-forte et très-désagréable. Leur saveur est âcre, amère, nauséabonde. Nous verrons plus loin que le tabac contient un principe toxique (poison) des plus énergiques, la *nicotine*, qui a sur le système nerveux une action presque aussi foudroyante que la strychnine. C'est de ce principe que résultent les propriétés et les dangers de cette plante.

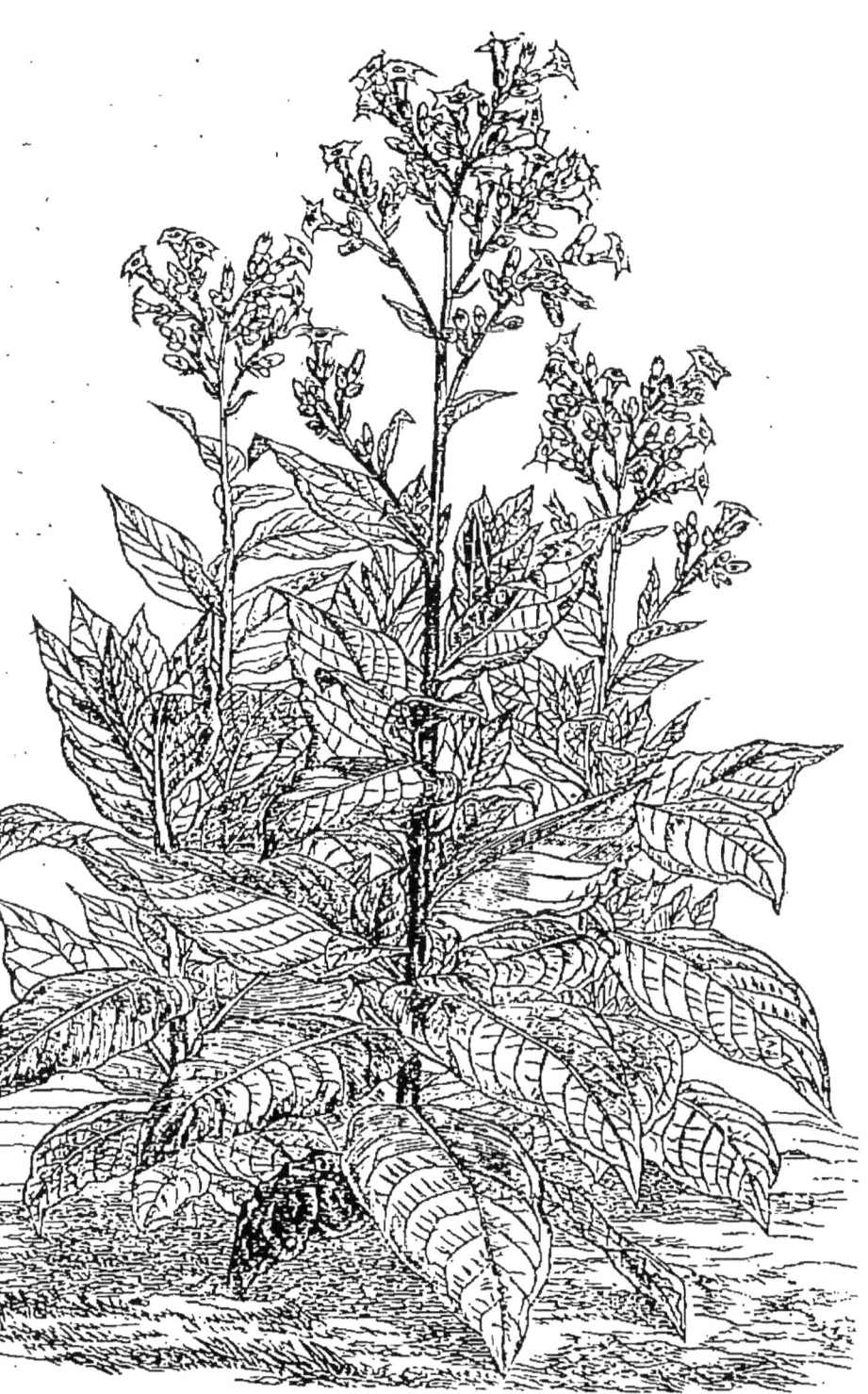

Fig. 32. — Tabac. Tiges, feuilles et fleurs.

Tous les tabacs en contiennent ; mais la provenance, l'espèce, la culture, le mode de préparation en font varier la proportion.

Culture.

Le tabac prospère dans tous les pays chauds et tempérés. Il est cultivé actuellement sur tous les points du globe jusqu'au 50ᵉ degré de latitude nord.

En France, on ne cultive le tabac que dans les départements d'Ille-et-Vilaine, du Lot, de Lot-et-Garonne, du Nord, du Pas-de-Calais, du Haut et Bas-Rhin, des Bouches-du-Rhône, du Var, de la Gironde, où la culture est légalement autorisée.

En outre, l'Algérie fournissait déjà en 1852 plus de 2 millions de kilogrammes.

La culture du tabac en France occupe plus de 20,000 hectares ; elle est confiée à près de 40,000 planteurs légalement autorisés, et astreints à un règlement spécial [1].

1. Les cultivateurs autorisés sont tenus :

1° De faire connaître aux employés de la régie les pièces de terre déclarées ; de se soumettre en tout temps aux exercices des mêmes employés et de leur donner entrée à toute réquisition dans leurs séchoirs, magasins, maison d'habitation et autres parties de leur domicile, depuis le lever jusqu'au coucher du soleil ;

2° De ne cultiver en tabac que les pièces de terre déclarées et dont l'étendue minimum est fixée à 20 ares ;

3° De planter au moins les quatre cinquièmes de la urface autorisée·

On ne dispense de l'autorisation que le proprié-
taire qui cultive dans son jardin ou enclos moins
de 20 pieds de tabac.

Le mode de culture de cette plante varie nécessairement avec les climats.

En France, on sème en février ou mars les
graines de tabac. Les plants élevés en pépinière
sont repiqués trois ou quatre mois après dans un
sol bien préparé et bien fumé ; on les y dispose en
quinconces.

A peine la tige porte-t-elle une douzaine de
feuilles que l'on supprime sa partie supérieure
avant que les fleurs paraissent. Ce procédé, mis
plusieurs fois en pratique, a pour but de concentrer
plus de vigueur et de sève dans les feuilles que
l'on conserve, et qui prennent quelquefois une longueur de 70 centimètres.

« Les procédés de culture, disait M. Bouchardat
en 1867, ont été perfectionnés à la limite : grâce à
eux, on peut produire des feuilles dont la teneur
en principe actif peut être rigoureusement pré-
vue[1]. »

La culture du tabac en France donne actuellement une récolte qui dépasse 20 millions de kilogrammes.

4° De livrer fidèlement à la régie la totalité du tabac
récolté;

5° De conduire leur récolte au magasin que la régie in-
diquera.

[1]. Bouchardat. *Rapport sur les progrès de l'hygiène.*

Récolte.

C'est vers le mois d'août ou de septembre que l'on procède à la récolte des feuilles.

On cueille d'abord les feuilles placées près de terre, souvent salies, et qui pour cette raison sont considérées comme de qualité inférieure.

On prend ensuite celles qui sont placées au-dessus ; et on répète cette opération tous les huit jours.

Les feuilles récoltées sont essuyées avec le plus grand soin, on les soumet à un triage, et on les enfile en paquets de cinquante ou de cent feuilles.

Ces paquets sont suspendus à l'air libre, où les feuilles se dessèchent.

Desséchées, les feuilles sont mises en bottes ou manoques, pour être livrées à la fabrication.

Le tabac indigène est apporté par les cultivateurs aux entrepôts dans des balles de toile. Les tabacs étrangers arrivent dans des tonneaux appelés *boucauts*.

La récolte est achetée par l'État, qui dans ses manufactures fait préparer et fabriquer les différentes espèces de tabacs, destinées à la consommation.

Ce travail s'exécute sous la direction d'une administration spéciale, *la Régie*, dépendant du ministère des Finances [1].

1. Il y a en France 16 manufactures de tabac : Lille, le Havre, Dieppe, Lyon, Marseille, Nice, Toulouse, Châteauroux, Tonneins, Bordeaux, Morlaix, Nancy, Nantes, Riom,

Préparation des feuilles, fabrication.

Le tabac est arrivé à la manufacture, en balles ou en tonnes, suivant sa provenance.

Il est soumis à une sorte de préparation générale.

On coupe la *caboche* de chaque *manoque*, c'est-à-dire l'extrémité par laquelle les feuilles sont liées ensemble. Ces caboches ne sont pas perdues, mais utilisées pour la fabrication du tabac à priser.

On fait un premier mouillage des feuilles, destiné à les assouplir.

Puis on examine chaque feuille une à une, c'est ce qu'on appelle l'*époulardage*. Les plus belles feuilles et les espèces les meilleures sont mises à part pour la fabrication des cigares de choix. D'autres sont réservées pour les cigares ordinaires. Les plus communes ou les moins belles sont utilisées pour le *scaferlati*.

Les feuilles sont ensuite soumises à une préparation assez compliquée.

On les arrose d'abord avec de l'eau additionnée

et Paris où il en existe deux, l'une au Gros-Caillou, et l'autre rue de Reuilly.

Parmi ces fabriques, il y en a qui font spécialement elle ou telle espèce de tabac.

Ainsi la fabrique de Dieppe ne fait que le tabac à fumer et les cigares à 5 et 10 centimes.

Celle du Havre fait le tabac à fumer et à priser.

Celle de Reuilly ne fait que les cigares de choix.

Celle du Gros-Caillou fait tous les genres de fabrication.

de sel marin. C'est le *mouillage* ou *lavage*. Dans les fabriques que nous avons visitées, nous avons vu employer de l'eau salée, marquant 5° à l'aréomètre. A Dieppe, on emploie l'eau saumâtre du sol, qui ne marque que 3°, après lui avoir ajouté la quantité de sel nécessaire pour qu'elle marque 5°.

Enfin une main-d'œuvre spéciale est appliquée aux feuilles, suivant qu'elles sont destinées à former telle ou telle espèce de tabac exigée par la consommation : le tabac à priser ou râpé, le tabac à fumer ou *scaferlati*, les cigares, le tabac à mâcher, ou tabac en rôles.

Pour chacune de ces formes, il y a une série de manipulations spéciales.

Veut-on préparer le tabac à fumer ou *scaferlati*, les feuilles, après avoir été écabochées, lavées, mouillées dans le bain d'eau salée, sont hachées au moyen d'appareils spéciaux, mus par la vapeur. Dans le *hachoir* dont nous donnons le dessin, les feuilles superposées, pressées entre deux toiles sans fin, qui les entraînent d'un mouvement lent et uniforme, viennent passer sous le tranchant de la lame oblique d'un couteau animé d'un mouvement vertical de va-et-vient, et sortent de l'appareil en tranches plus ou moins fines (fig. 33).

Pour le *tabac de cantine*, on se sert du même hachoir, seulement on dispose l'appareil de façon à couper les feuilles en tranches un peu plus larges que pour le *scaferlati*. Les lames de ces couteaux doivent être changées et aiguisées tous les trois quarts d'heure.

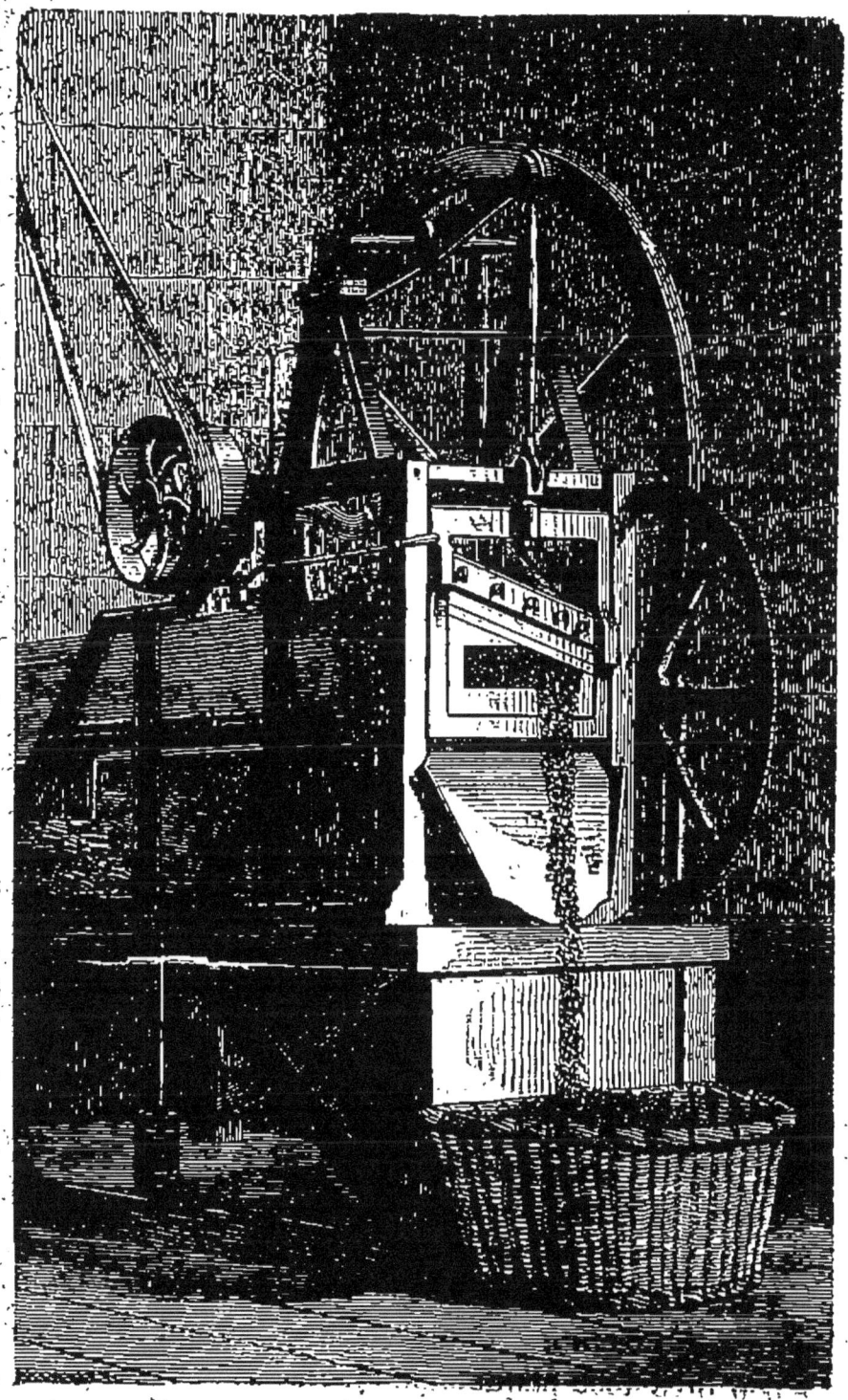

Fig. 33. — Machine à hacher le tabac.

10

Les feuilles sont ensuite chauffées, pour les sécher et les faire crisper : cela s'appelle le *frisage*.

On emploie à cet effet un appareil ou *torréfacteur*, long cylindre de tôle, animé d'un mouvement de rotation, et présentant à son intérieur des nervures et des crochets qui retournent le tabac, et empêchent les feuilles de se mettre en pelote, pendant l'action de l'appareil. Ce cylindre, horizontalement placé, s'échauffe par le rayonnement des foyers et par le contact des gaz de la combustion, qui passent dans les enveloppes cylindriques qui entourent le torréfacteur.

Après ces diverses manipulations, on laisse le tabac en tas pendant un mois.

Il est ensuite mis en paquets. Le *paquetage* est exécuté par des séries de trois ouvrières ; l'une pèse, l'autre foule le tabac pesé dans un entonnoir carré où vient agir un pilon mû par une presse hydraulique, et commence l'enveloppement du paquet ; la troisième termine cet enveloppement et met la bande-étiquette. L'ensemble de ces trois opérations se fait avec une rapidité vertigineuse, et s'accompagne du bruit assourdissant des entonnoirs qui volent de table en table. Chaque série de trois ouvrières fait par jour 5000 paquets, c'est-à-dire pèse, enveloppe et étiquette 300 kilogrammes de *scaferlati*.

Cette manière d'opérer s'applique à la confection des paquets de 40 grammes.

Pour les paquets de 500 grammes, **on emploie** d'autres machines, dont chacune permet de faire à peu près 4000 paquets par jour.

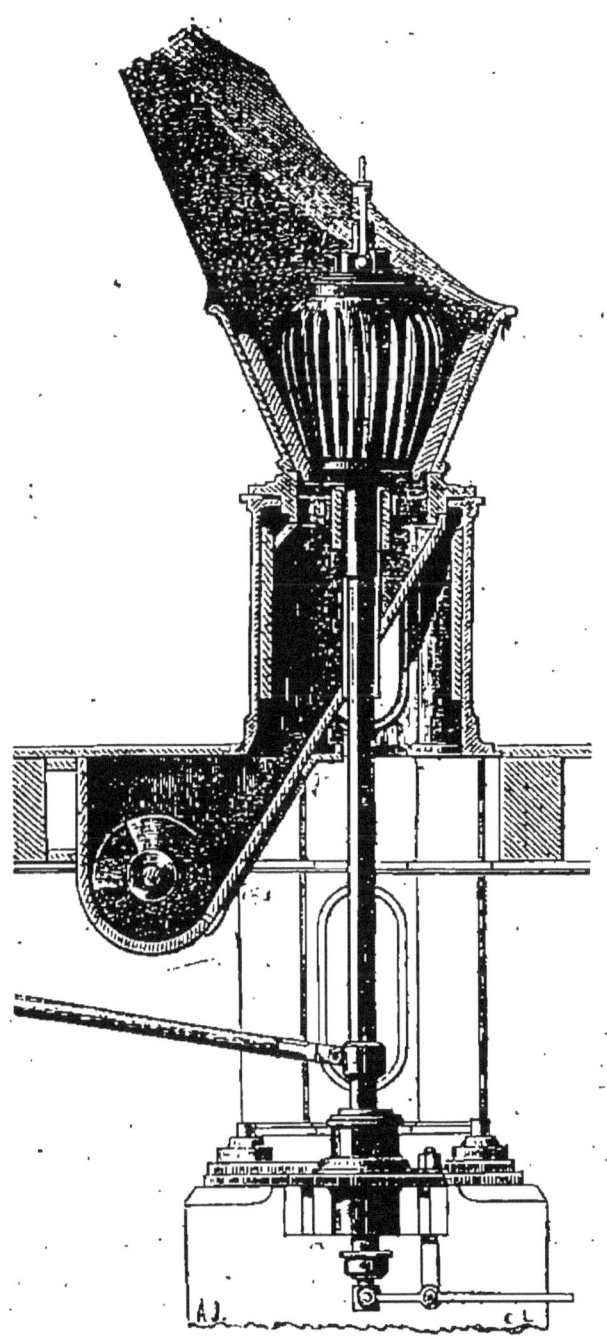

Fig. 34. — Machine à râper le tabac.

Le tabac est-il destiné à faire des cigares, on enlève la côte médiane des feuilles, lavées et mouillées : c'est l'*écôtage*. Les feuilles étant encore légèrement humides, cette côte s'enlève très-aisément. Autrefois on jetait et on brûlait ces déchets : aujourd'hui on les utilise dans la fabrication du tabac à priser.

On confectionne alors avec les feuilles préparées de petits cylindres diminués par le bout : ce sont les *cigares*.

Le cigare se compose de deux parties : l'*intérieure*, que l'ouvrière forme de rognures de feuilles qu'elle entoure d'une feuille appelée *poupée;* et l'*extérieure*, enveloppe ou *robe*, qui se fait avec une feuille de choix, taillée exprès, et appliquée en spirale autour du cigare, de façon à enfermer exactement le contenu.

La *robe* est collée sur l'extrémité conique du cigare, au moyen d'une pâte formée d'amidon et d'un peu de nicotine qui donne à cette colle la couleur brune du cigare.

Les cigares sont examinés par un contrôleur, qui les reçoit ou les rejette, suivant qu'ils sont ou non de poids et de fabrication réglementaires; les cigares reçus sont séchés et paquetés.

On estime qu'une ouvrière habile peut faire par jour 750 cigares, ou 3 kilogrammes de cigares.

Les débris des feuilles de tabac qui ont servi à préparer les cigares, sont utilisés pour la confection des cigarettes. On dit qu'à la Havane un ouvrier habile peut arriver à faire plus de 4000 cigarettes par jour.

Pour préparer le *tabac à priser*, on fait fermenter les feuilles mises en tas ; la chaleur se développe dans ces *masses*, une assez grande quantité de gaz se dégage, il se produit de l'ammoniaque, de l'acide acétique ; une partie de la nicotine se répand aussi dans l'air. Ce travail continue ainsi pendant six mois, puis on réduit le tabac en poudre au moyen de moulins à vapeur (fig. 34) ou bien on le foule dans des moules qui lui donnent la forme connue sous le nom de *carotte ;* la poudre est ensuite obtenue par l'action de la râpe, du moulin et du tamis. Le tabac en *carotte* donne également le *scaferlati ;* il suffit pour cela de le couper au lieu de le râper ou de le moudre.

Avant l'invention des moulins spéciaux destinés à réduire en poudre le tabac à priser, chaque priseur faisait lui-même cette opération au moyen d'une râpe, sur laquelle il frottait la *carotte* de tabac.

Il y avait des râpes communes, en fer ; il y en avait de très-riches, en ivoire, avec des ornements d'or, d'argent et de pierres précieuses. On en voit encore dans quelques musées.

Le tabac ainsi râpé était destiné à être prisé immédiatement, ou bien à être conservé dans une tabatière.

De curieuses et riches collections témoignent du luxe et des prodiges de travail et d'art dépensés pour ces objets qui ont pu être considérés à une certaine époque comme de première nécessité. (fig. 35).

Nous ne pouvons nous former une idée de l'importance que l'on donnait alors au mode opératoire suivi par le priseur.

On avait été jusqu'à formuler les douze temps de l'opération, dont nous indiquons la curieuse nomenclature [1].

Il n'est point de notre sujet d'entrer ici dans des détails plus minutieux sur la fabrication.

Il faut un mois pour que le tabac à fumer ou scaferlati soit prêt à entrer dans la consommation. On compte environ six semaines pour la préparation et toutes les opérations nécessaires à la bonne confection des cigares.

Quant au tabac à priser, sa préparation exige plus d'une année, depuis le jour où il est récolté, jusqu'au jour où il est livré à la consommation.

On pourrait encore réduire ce temps; mais, même pour le tabac à fumer, la mise en masses est utile

1. 1º Prenez la tabatière de la main droite;
2º Passez la tabatière dans la main gauche;
3º Frappez sur la tabatière;
4º Ouvrez la tabatière;
5º Présentez la tabatière à la compagnie;
6º Retirez à vous la tabatière;
7º Rassemblez le tabac dans la tabatière, en frappant la tabatière de côté;
8º Pincez le tabac de la main droite;
9º Tenez quelque temps le tabac dans les doigts avant que de le porter au nez;
10º Portez le tabac au nez;
11º Reniflez avec justesse des deux narines et sans grimace;
12º Fermez la tabatière : éternuez, crachez, mouchez.

pour développer l'arome, qui n'est pas encore assez prononcé au sortir du torréfacteur.

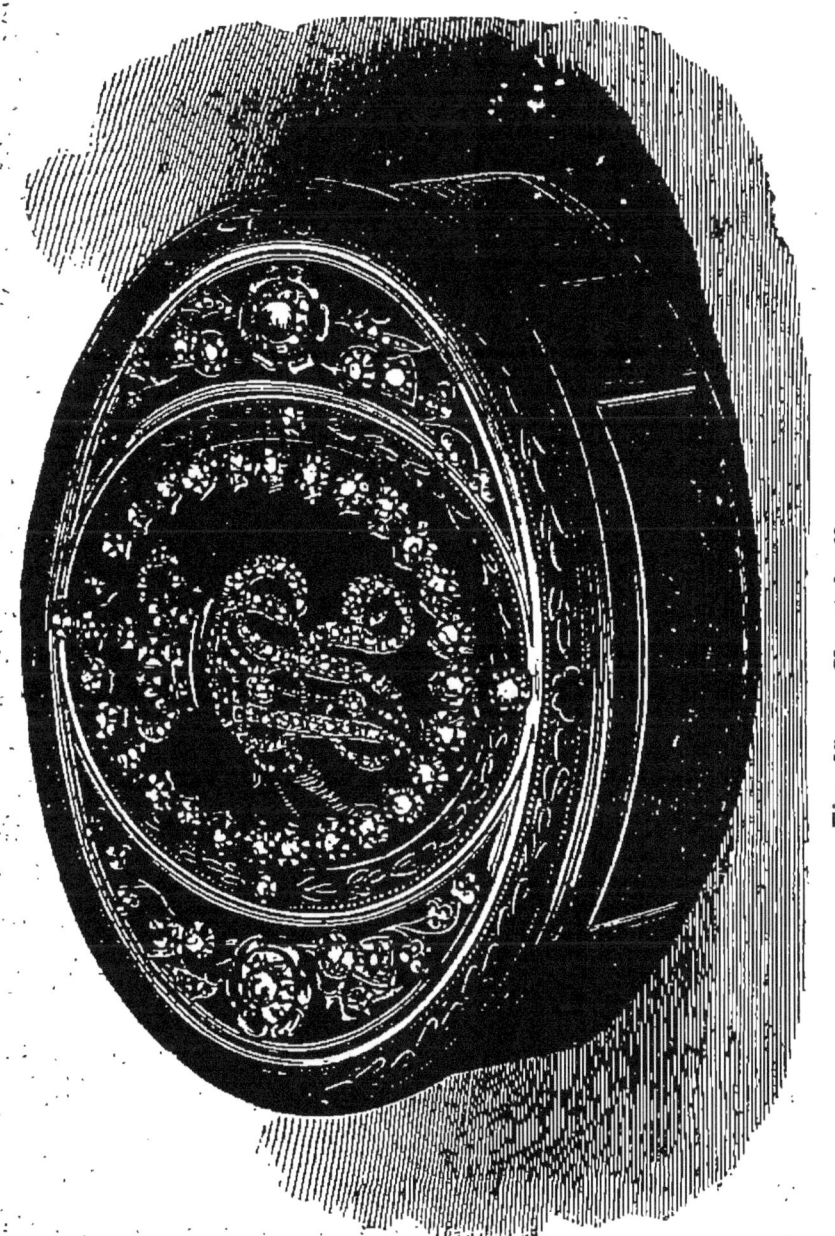

Fig. 35. — Une tabatière riche.

Le tabac à *mâcher* est préparé avec des feuilles

filées au moyen d'une sorte de rouet. Il est fabriqué
sous forme de petites cordes de deux grosseurs,
correspondant à deux qualités. On fait avec du
tabac de Virginie l'espèce la plus petite ou *menu
filé*, la plus grosse avec du tabac de Kentucky.

Quels sont, en dehors des résultats mécaniques
obtenus, les effets de cette longue préparation sur
les propriétés du tabac? Dans la préparation du
tabac à fumer, le lavage entraîne une certaine proportion de nicotine.

Dans la préparation du tabac à priser, la *fermentation* décompose les matières azotées des
feuilles, il se forme de l'ammoniaque qui sature les
acides de la plante et donne plus de montant au
tabac.

Mais un des principaux résultats de la préparation que l'on fait subir aux feuilles est, et doit être,
de diminuer dans une certaine mesure la proportion
de *nicotine* qu'elles renferment.

La nicotine est un poison des plus violents
(quelques gouttes suffisent pour tuer un chien de
forte taille). Ce liquide, isolé pour la première fois
en 1829, est soluble dans l'eau, a une odeur âcre,
une saveur brûlante; il est très-volatil, il se vapo-
rise à 25°.

Les lavages multipliés auxquels on soumet les
feuilles, la chaleur développée pendant la fermentation, contribuent à dissoudre ou à volatiliser une
grande partie de la *nicotine*.

Cependant on en trouve encore une proportion
trop considérable dans les tabacs fabriqués.

Ainsi les *tabacs français*

Du Nord, en contiennent environ 6 pour 100.

Du Lot — 8 —

Les *tabacs américains*

De Virginie près de 7 pour 100.

De Kentucky — 6 —

De Maryland — 2 1/3 —

De la Havane moins de 2 —

Voilà des résultats qui intéressent le consommateur.

Nous aurons à voir plus tard si toutes ces manipulations, si les réactions chimiques qui se produisent au milieu des ateliers de travail, n'ont aucune action nuisible sur la santé des ouvriers employés à cette fabrication.

Formes et variétés du tabac.

Le tabac livré à la consommation comprend :

1° Le tabac à priser ou *râpé* ;

2° Le tabac à mâcher ou à chiquer, ou *rôles* ;

3° Le tabac à fumer (pour la pipe et la cigarette) ou *scaferlati* ;

4° Les cigares.

Pour préparer le tabac à priser, on emploie un mélange de tabacs de Virginie, de Kentucky, des départements du Nord, d'Ille-et-Vilaine, du Lot, de Lot-et-Garonne, et des déchets de tabacs de toute provenance.

Le tabac à fumer ordinaire, *caporal*, ou *scafer-*

lati, est préparé avec les feuilles de tabacs indigènes, mélangées à du tabac du Kentucky, du Maryland, ou à des tabacs de Hongrie.

Le tabac à fumer étranger est formé de tabac du
Maryland, du Latakié, de tabac du Levant.....

Une variété plus commune de tabac à fumer est
représentée par le tabac de *cantine*, formé uniquo-
ment de feuilles de tabacs indigènes de qualité inférieure, auxquelles on mélange encore quelques
déchets de tabacs étrangers.

Le tabac de la Havane a une très-grande et très-
légitime réputation.

Il le faut bien, car « les 100 kilog. de tabac qui chez
nous sont payés par la direction générale au prix de
90 ou 100 francs aux cultivateurs, et que la régie,
bien entendu, revend sept ou huit cents francs, sont
payés à la Havane, jusqu'à quatre ou cinq mille
francs [1]. »

Mais il faut être sûr de l'origine.

Tout tabac apporté de la Havane n'y a pas toujours été récolté. On dit « que du tabac d'Europe y est
envoyé pour s'y faire baptiser. Ainsi, à Brême, par
exemple, il y a une immense fabrication de cigares.
Les tabacs de Brême se font avec des feuilles de tabacs d'Allemagne ou de Hongrie ; on les expédie à
Cuba, et ils en reviennent dans de nouvelles boîtes [2]. »

Avant 1857, nous recevions le tabac de la Havane tout préparé de l'étranger. Depuis cette épo-

1. Barral. *L'agriculture à l'Exposition de 1867.*
2. Barral. *Op. cit.*

que les tabacs étrangers nous arrivent en feuilles, et la fabrication se fait dans nos manufactures de France. C'est ainsi que maintenant l'administration prépare avec les tabacs de provenance étrangère, reçus en feuilles, les cigares de luxe (londrès, trabucos, etc.) qu'autrefois elle recevait tout fabriqués de la Havane. Cette fabrication exige, bien entendu, des précautions spéciales relatives à la température des salles où se font les opérations, au degré de fermentation des feuilles, etc., afin de reproduire autant que possible les conditions où l'on opère dans les pays chauds.

Consommation.

Aucun objet de consommation n'a présenté un mouvement progressif aussi général et aussi rapide :

M. Barral, rapporteur de la question des tabacs à l'exposition de 1855, avait alors calculé que le monde entier consommait pour 1 milliard 500,000 francs de tabac.

En 1867, il lui fallut reconnaître qu'en quelques années ce chiffre s'était élevé à 2 milliards 200,000 francs.

D'après une autre statistique, la consommation du tabac dans le monde entier représenterait un total de 275 millions de kilogrammes.

Elle produirait 1200 millions de francs, dont 200 millions pour l'agriculture, et 1 milliard pour les gouvernements.

On voit d'après le livre cité plus haut du roi Jacques Ier qu'en Angleterre, en l'espace de trente années, l'habitude de fumer s'était répandue avec une rapidité extraordinaire, qu'on y dépensait des sommes énormes, quelques personnes consacrant trois ou quatre cents livres sterling par an pour cette « *précieuse puanteur* ». Sa Majesté flétrissait cette coutume comme dégoûtante pour les yeux, repoussante pour l'odorat, nuisible pour le cerveau, dangereuse pour les poumons, et comparait la noire et infecte fumée du tabac aux horribles exhalaisons qui s'échappent du Styx.

En dépit de ces violentes attaques, la consommation n'a cessé de croître en Angleterre.

Un écrivain calculait récemment que, après le sel, le tabac est ce dont les hommes consomment le plus, car il n'y a aucune nation, dans aucun climat, qui ne l'ait adopté.

La production totale annuelle est estimée, en Angleterre, à 2,000,000 de tonnes. Ce chiffre frappera davantage si l'on songe que le poids total du blé consommé par les habitants de la Grande-Bretagne ne dépasse guère 4, 350,000 tonnes; de sorte que le tabac cultivé pour satisfaire la passion pour ce narcotique pèse autant que le blé nécessaire à la nourriture de 10,000,000 d'Anglais. Et en n'estimant le prix du tabac qu'au double de la valeur du blé sur le marché, il coûte autant que tout le blé servant à la consommation de la Grande-Bretagne. » (*Blackwoods Magazine.*)

En 1869 « la quantité annuellement importée en

Angleterre était estimée à 50,000,000 de livres, soit
2 livres par habitant. En déduisant les femmes, les
enfants et un dixième de la population mâle qui ne
fume pas, la consommation annuelle pouvait être
portée à dix livres par personne[1]. »

La consommation de Paris a été évaluée en 1856
à 1,604,601 kilogr. de tabac, ce qui donnait par tête
et par an un chiffre de 3 kilogr. 820.

Si l'on met en parallèle la consommation du tabac en Angleterre, en France et en Allemagne, on
trouve, d'après les derniers renseignements statistiques, que « la quantité de tabac consommée en
moyenne par an est en Angleterre d'une livre trois
sixièmes par tête, en France une livre trois cinquièmes, en Allemagne deux livres deux tiers. »

Un Français, a dit M. Chevallier, consomme autant
de tabac qu'un Russe, deux fois plus qu'un Italien,
trois fois moins qu'un Allemand ou un Hollandais,
et quatre fois moins qu'un Belge.

Les départements où l'on fume le plus sont ceux
du Nord, du Pas-de-Calais et du Rhône, où la consommation est de 1 ou 2 kilogrammes par tête.

M. Chevallier avait calculé que la consommation
par individu et par an en France était de 511 grammes de tabac, qui se décomposaient ainsi : 198 grammes de tabac à priser, et 313 grammes de tabac à fumer : d'où il ressortirait que l'habitude de fumer
était, au moment où a été faite cette statistique : : 158 : 100.

1. *La Santé publique,* du 4 nov. 1869.

Parmi les fumeurs, les uns fument la pipe, les autres le cigare, les autres la cigarette. Une statistique montre que sur 15 fumeurs, il y en a 8 qui fument la pipe, 5 le cigare, et 2 la cigarette.

En 1869, la France était arrivée au chiffre de 31,245,396 kilogrammes. Le chiffre de vente a rapporté à l'administration du fisc dans cette même année 248 millions de francs.

Des calculs récents donnent les chiffres qui suivent pour la consommation en France du tabac sous ses différentes formes.

« On fume en France de 18 à 19 millions de kilogrammes de tabac à fumer ou scaferlati, 3,500,000 kilogr. de cigares (le kilog. est formé de 250 cigares), 7,500,000 kilogr. de tabac à priser, 650,000 kilog. de tabac à mâcher, 450,000 kilog. de carotte, tabac peu connu à Paris, et qui se fume, se prise, se mâche ; on ne le consomme guère qu'en Bretagne. La recette totale obtenue par les produits des manufactures de France en 1873 a été de 294 millions de francs. On compte en France 16 manufactures (la guerre nous en a coûté deux, celle de Metz et celle de Strasbourg), 40,000 débits environ. A Paris il n'y a pas moins de 1200 bureaux de tabac [1]. »

Enfin, une autre statistique nous apprend que dans l'année 1874 on a fumé en France 742,000,000 de cigares, et 468,000,000 de cigarettes, d'où il résulterait que, en moyenne, chaque habitant, sup-

---

1. *La Nature* (11 juillet 1874).

posé que tous fussent adonnés à cette habitude, aurait fumé, *dans son année*, environ 20 cigares et 13 cigarettes.

En mettant en regard de ces chiffres ceux des précédentes statistiques, on peut voir que si la consommation du tabac à priser et à chiquer reste stationnaire, ou à peu près, celle du tabac à fumer prend un développement effrayant.

Importation de tabacs de fabrication étrangère.

Dès le début de l'usage du tabac, la culture et la production nouvelles dans notre pays eurent à lutter contre la concurrence étrangère et à s'en défendre.

Une déclaration du 17 novembre 1639 portait qu'il serait payé un droit de *trente sols* sur chaque livre de tabac apporté des pays étrangers.

La fabrication actuelle de la France opère sur une trentaine de millions de kilogrammes de tabac en feuilles par an. Sur ce chiffre, la France fournit environ 14 millions de kilogrammes de tabac.

Le reste provient de l'importation étrangère.

Les tabacs employés dans les manufactures de France, en concurrence avec les tabacs indigènes, proviennent de la Hongrie, de la Hollande, de Syrie, d'Algérie, de Cuba, de Virginie, du Maryland, de Colombie, de Chine, de Java, du Brésil, etc.

Les tabacs fabriqués à l'étranger ne peuvent être importés en France que pour le compte de l'Etat. Néanmoins des décrets de 1848 et de 1852 permettent aux particuliers l'importation de certaines quantités, moyennant le paiement d'un droit de 24 fr. par kilogramme de cigares, et de 10 fr. par kilogramme de tabac.

La vente ou le colportage en fraude du tabac expose à la confiscation du tabac saisi et à une amende de 500 à 1000 francs.

On a vu que nos manufactures (et spécialement la fabrique de Reuilly à Paris) opèrent actuellement sur de grandes quantités de tabacs de provenance étrangère.

Falsifications du tabac.

Avant l'établissement du monopole, des plaintes sérieuses avaient été faites sur la mauvaise fabrication du tabac. Des accidents s'étaient produits, et une ordonnance de 1635 dut réserver aux seuls apothicaires le soin de sa fabrication.

Pendant la période d'activité de l'ancienne Ferme des tabacs, et sous l'empire de la libre fabrication (de 1791 à 1800), divers genres de fraudes se produisirent.

Le tabac a été l'objet de nombreuses falsifications.

Le tabac à fumer est encore le plus rarement altéré par de frauduleux mélanges.

On a souvent trouvé du tabac à chiquer artificiellement coloré. On se sert pour cela des eaux de macération du tabac à fumer, additionnées de sulfate de cuivre ou de sulfate de fer.

Mais c'est surtout le tabac à priser qui a présenté

les plus nombreuses falsifications. On ne saurait dire tout ce qu'on y a fait entrer : tous les condiments et épices y ont été mêlés, sel de cuisine, sel ammoniac, potasse, salpêtre, miel, mélasse, vinaigre, sans compter un assez bon nombre de substances vénéneuses.

Certains tabacs de contrebande contiennent, au lieu de feuilles de tabac, des feuilles d'arbres quelconques.

Les liquides les plus dégoûtants ont parfois été employés pour faire fermenter ces tabacs.

M. Chevallier a trouvé dans une poudre vendue comme tabac un singulier mélange qui ne présentait rien autre chose que des poudres végétales, avec du noir d'os et du sable de grès.

M. Tardieu rapporte que « l'on a saisi de prétendu tabac formé uniquement de sciure d'acajou, de noir d'ivoire, de sel ammoniac, de couperose, de potasse et d'alun ; dans d'autres étaient mélangées de la poudre de tan, ou de mottes à brûler. »

Le tabac au point de vue économique.

Nous avons vu ce que le tabac rapporte aux caisses du Trésor public, examinons ce qu'il coûte aux individus.

Ce calcul fait, il y aura encore lieu de rechercher si la chose vaut ce qu'elle coûte, si les services rendus sont en proportion de la dépense.

La richesse d'un pays ne se compose pas seule-

ment des sommes que les impôts font rentrer dans
les caisses du Trésor.

Le développement de l'agriculture, et surtout la
production des céréales alimentaires, et du blé en
particulier, constituent une des sources les plus
fécondes de la prospérité de la fortune publique et
du bien-être des populations.

A ce titre un éminent hygiéniste déplore vivement que :

« La culture du tabac en France enlève à l'agriculture plus de 20,000 hectares de ses meilleures
terres ; on soustrait cet immense domaine à la production du pain, à la culture du blé, pour y substituer un véritable poison [1]. »

Ce n'est pas seulement cette étendue de terre si
considérable qui est soustraite à la production alimentaire ; il faut tenir grand compte aussi, surtout
à une époque où il y a si peu de goût pour les travaux des champs, de la perte de tant de bras. (On
compte 17,000 ouvriers employés dans nos manufactures françaises !) Un très-grand nombre d'entre
eux sont ainsi enlevés à la culture du blé.

On estime que la France achète pour 260 millions
de tabac : dépense principale à laquelle il faut
ajouter pour 40 millions d'accessoires de toute nature, ce qui porte le total de cette dépense à
300 millions.

La dépense du tabac est évaluée à 500 000 francs
par jour pour Paris seulement.

1. Dr Jolly. *Op. cit.*

« Cette somme, dit le Dr Jolly, représente l'argent nécessaire à fournir du pain à deux millions d'habitants. »

Sur qui porte le plus lourdement l'impôt du tabac ? N'est-ce pas sur les familles pauvres, qui, même en estimant au chiffre le plus minime la dépense de chaque jour pour le tabac, consacrent au moins annuellement à cet onéreux passe-temps une centaine de francs, qu'il leur faut retrancher du chapitre des dépenses nécessaires ?

Franklin, qui se connaissait en économie, disait que nourrir une habitude coûte plus cher que d'élever quatre enfants.

Il avait raison, car une habitude de ce genre en appelle une autre.

On va à l'estaminet pour y fumer plus librement, de compagnie ; l'air enfumé qu'on y trouve engourdit les sens, dessèche la gorge, il faut des boissons stimulantes pour supporter cette âcre vapeur, puis c'est le jeu qui entraîne, et voilà comment le tabac conduit à des dépenses fort imprévues.

Un publiciste anglais, examinant la question au point de vue économique, disait en 1869 :

« La quantité de tabac consommée en Angleterre varie selon les individus. D'abord il y a les sobres, qui se contentent de fumer un cigare après leur dîner ; viennent ensuite les modérés, qui se permettent une pipe, ou bien un ou deux cigares à des heures régulières, et deux ou trois fois dans la journée ; reste enfin la classe la plus nombreuse de ceux pour lesquels fumer est devenu une nécessité, qui fument chaque fois que l'occasion se présente, c'est-à-dire le plus souvent qu'ils peuvent. Pour cette classe nombreuse, une demi-once par jour est une quantité assez minime; néanmoins, cela fait encore en moyenne plus de onze livres par an, et en concentrant la nicotine absorbée, c'est cent fois plus qu'il n'en faut pour les tuer.

« Les milliers de gens qui, fumant leur once par jour ou leur douzaine, et plus, de cigares, font ainsi passer dans l'année à travers leurs poumons la vapeur carbonisée de vingt et quelques livres de cette mauvaise herbe, dépensent pour ce plaisir contre nature jusqu'à concurrence d'environ dix livres sterling par an. Je dis : plaisir contre nature, parce que, en effet, la nature y résiste et ne cède qu'à la pression d'une habitude journalière. Quant au laboureur qui a sottement ainsi dépensé son gain, cette somme mise de côté aurait suffi, au bout de quelques années, pour lui permettre d'émigrer et de sortir de la basse condition qui le condamne dans son pays à un travail excessif.

« Quel énorme capital perdu ! combien il est déplorable de voir la nation la plus commerçante et la plus philanthrope du monde expectorer et rejeter en fumée vingt millions de livres sterling par an (500 millions de francs) ! »

Le tabac au point de vue hygiénique.

Comme tous les poisons âcres et narcotiques, le *tabac* irrite, enflamme les organes avec lesquels il est mis en contact. Il agit très-violemment aussi sur le système nerveux, dont il suspend les fonctions.

La poudre de tabac, aspirée par le nez, irrite la membrane pituitaire, fait éternuer, et excite une abondante sécrétion nasale, elle diminue ou elle abolit la sensation de l'odorat.

Chez certains priseurs acharnés, qui prennent une quantité considérable de tabac, une partie de la poudre est avalée, tombe dans l'estomac, où la nicotine est absorbée.

Il faut ajouter que l'haleine du priseur a une odeur forte, repoussante. Ses vêtements sont imprégnés de l'odeur de vieux tabac, son linge est toujours sali. L'habitude de priser est essentiellement malpropre.

L'usage de priser est né dans l'ancien monde. Après avoir eu quelque temps une vogue inouïe dans l'Europe occidentale, il a cédé le pas à l'habitude du cigare et de la cigarette.

Fumé, le tabac donne des vertiges, des nausées, des vomissements ; il détermine des palpitations, trouble les fonctions de l'estomac, soit par la perte de la salive rejetée par le fumeur, soit en raison de la fumée que l'on avale. Il attaque et noircit les dents, affaiblit la vue, irrite la poitrine. Le contact mécanique de la pipe use les dents et peut causer le développement de tumeurs de mauvaise nature sur les lèvres du fumeur.

La chaleur communiquée par la pipe à tuyau trop court, par le cigare ou la cigarette, fait fendre l'émail des dents.

Le *chibouk*, avec son long tuyau de merisier, de 1 à 2 mètres, permet à la fumée de se refroidir avant d'arriver à la bouche.

Le *narghilé* présente un tuyau plus long encore, flexible, adapté à un vase dans lequel la fumée traverse une eau aromatisée.

Le cigare et la cigarette ont un double inconvénient : la fumée arrive brûlante dans la bouche, et le fumeur mâche le tabac en même temps qu'il le fume !

Il résulte des statistiques officielles que, sur quinze fumeurs, il n'y en a que deux qui fument la cigarette : il est vrai qu'ils consommeraient par an 294 milliards de cigarettes !

Avant de décrire les troubles que l'usage du tabac apporte dans les organes quand il est devenu une habitude, il faut d'abord parler de ce qui se passe avant qu'on arrive à le supporter. C'est une épreuve qui n'est pas toujours facile.

Quel rude apprentissage de plusieurs semaines, de plusieurs mois !

Vertiges, nausées, vomissements, syncopes, tout montre la répugnance de la nature pour le poison que l'on s'impose. L'estomac, le système nerveux se révoltent.

Mais le but fait tout supporter : il faut fumer, on n'est homme qu'à ce prix !

L'habitude émousse avec le temps ces pénibles épreuves, ces terribles sensations du début : une vanité mal placée ne permet plus de reculer ; il ne faut pas perdre un grade conquis au prix d'atroces souffrances. On fume de plus en plus, on recherche de plus en plus ce demi-sommeil pendant lequel l'intelligence abdique, la pensée s'égare; bientôt l'attention devient impossible, la mémoire se perd.

Le fumeur ne goûte plus rien sans l'assaisonnement obligé de cette enivrante fumée ; il ne digère plus sans fumer, il ne travaille plus sans fumer, il ne s'endort plus sans fumer, il ne se tient plus éveillé sans fumer; il cherchait un passe-temps, il a trouvé un maître qui ne lui laissera plus de répit.

Le tabac n'est plus alors une habitude, une passion, c'est un besoin, un véritable esclavage.

Ce besoin factice devient tellement impérieux qu'il usurpe la place des besoins les plus réels.

Une voiture cellulaire déposait un jour dans une prison de Lyon une vingtaine de criminels que l'on dirigeait vers Toulon. Ces malheureux, exténués de faim, de soif et de fatigue, ayant les jambes engorgées par la constriction de leurs chaînes, ne demandaient d'abord ni pain, ni vin, ni repos, mais ils supplièrent instamment le médecin qui les visitait de leur faire donner..... du tabac.

« Entre le pain et le tabac, a dit Balzac, le fumeur n'hésite pas. »

On a vu des mineurs ensevelis depuis plusieurs jours sous des décombres réclamer d'abord ce dont la privation leur était le plus pénible, le tabac.

On sait que les fumeurs privés de tabac fument au besoin des feuilles quelconques. Ne voit-on pas tous les jours les collégiens fumer du papier roulé, des feuilles des arbres de la cour de récréation ?

Pour le soldat, le tabac n'a pas seulement la valeur d'une habitude. En campagne, du moins, il y a dans l'usage du tabac un effet moral dont il faut tenir compte, de l'avis des médecins militaires les moins favorables à cette habitude [1].

Depuis 1853, on délivre dans l'armée, à prix réduit, du *tabac de cantine*, à raison de 10 grammes par jour, aux hommes qui en font la demande; mesure vivement blâmée par le Dr Jolly :

« Est-il bien nécessaire, dit l'éminent académicien, de consacrer une dépense annuelle de plus de 20 millions, à la charge du budget de la guerre, pour gratifier chaque soldat d'une dose de poison quotidien, plutôt que d'affecter cette somme à un complément de ration de vivres qui a pu paraître quelquefois insuffisante, ou d'y ajouter deux ou trois litres de vin, dont nul ne se prive aujourd'hui, excepté le soldat qui ne l'attend guère que les jours de fête nationale, et, ces jours-là, c'est encore l'ivresse, ce sont encore l'eau-de-vie, le vin, et le tabac, qui concourent à l'inauguration de la fête ! [2] »

Parmi les fumeurs, les uns crachent continuellement : une quantité énorme de salive est ainsi perdue pour le travail digestif. Or, pour la digestion de certains aliments, la salive est un élément indispensable.

D'autres s'abstiennent de cracher, et croient être

1. Morache. *Hygiène militaire.*
2. *Op. cit.*

à l'abri de tout danger. Mais ils avalent leur salive imprégnée du principe vénéneux du tabac, moyen rapide et infaillible de s'empoisonner par l'absorption de la nicotine.

La feuille de tabac est-elle mâchée, une vive irritation de toute la bouche se produit, les glandes salivaires excitées laissent couler une quantité considérable de salive : d'où résultent des maux d'estomac, l'amaigrissement.

Si l'on avale le tabac, des vomissements, des selles abondantes ne tardent pas à se produire sous l'influence locale de cette substance irritante. Absorbé, le tabac porte plus loin son action, qui peut se traduire par des vertiges, des tremblements, des défaillances, des convulsions, la paralysie, par la mort même.

Le tabac mâché est la ressource favorite du marin, auquel il est défendu de fumer dans certaines parties du navire.

Rien ne peut donner l'idée de l'empire qu'exerce sur ces hommes cette dégoûtante habitude.

Au sujet de cette terrible nécessité que l'homme se crée ainsi volontairement, Forget a raconté l'anecdote suivante :

« Un matelot vint me trouver pour un mal de gorge. Je vis, à la saillie de sa joue, qu'il mâchait quelque chose. « Comment, lui dis-je, vous avez mal à la gorge et vous chiquez! — Major, me répondit-il, depuis trois jours je n'ai plus de tabac! » Et, en même temps, il tira de sa bouche un peloton d'étoupe goudronnée.

« Les larmes qui roulaient dans ses yeux, humectèrent mes paupières, et je partageai avec lui un peu du tabac qui me restait. »

Quelle que soit la voie par laquelle on introduit le tabac, sous quelque forme (feuilles, poudre, décoction, extrait, fumée) qu'il pénètre dans la circulation, les expériences d'Orfila ont montré que les accidents mentionnés plus haut peuvent également se produire.

On cite l'histoire de ces trois enfants qui succombèrent en vingt-quatre heures à la suite de frictions faites avec une préparation de tabac sur la tête, à l'effet de les guérir de la teigne.

Le poète Santeuil mourut dans d'atroces douleurs pour avoir bu un verre de vin dans lequel avait infusé du tabac.

Cependant quelques voix se sont élevées, non pour défendre le tabac, mais pour atténuer du moins les reproches qui lui sont adressés.

M. Bouchardat résume les opinions favorables et les opinions contraires au tabac :

« De nombreux mémoires ont été publiés sur les propriétés physiologiques et hygiéniques du tabac, par les adversaires et les partisans de ce puissant modificateur du système nerveux. Si d'un côté on a avancé que l'habitude de fumer en excès altérait les dents, déterminait les inflammations et le cancer des lèvres, causait des douleurs dans les sinus frontaux, était l'origine de gastralgies persistantes, amenait une diminution des forces et des douleurs rhumatoïdes vagues, le tremblement et l'amaurose des fumeurs, conduisait à l'angine de poitrine ; d'un autre côté, les défenseurs du tabac ont dit : Il adoucit le sentiment de la fatigue, il calme les douleurs, conduit à la résignation, produit une sensation vaporeuse agréable, fait supporter le désœuvrement, combat l'ennui de la vie. C'est, ajoutent-ils, une admirable ressource pour le marin, le soldat et l'ouvrier accablés par les rudes travaux de la journée. »

M. Bouchardat ajoute en manière de conclusion personnelle :

« Quoi qu'il en soit, l'empire du tabac s'étend chaque jour ; si l'usage en était modéré, si l'on employait utilement l'excitation qui suit son ingestion, on pourrait admettre que dans bien des cas les inconvénients et les avantages se balancent [1]. »

Un autre auteur accepterait aussi l'usage du tabac, il ne redoute que l'abus.

« La fumée de tabac, à dose modérée, a dit le professeur Sée, produit l'excitation cérébrale et facilite le travail ; mais l'abus du tabac produit l'anéantissement de l'intelligence et aboutit finalement à l'abolition de l'excitabilité intellectuelle. »

Voilà qui est très-bien. Mais, pour dire où commence le danger, je voudrais savoir nettement où commence ce qu'on appelle ici l'abus. Ne doit-on pas craindre que celui à qui on permet l'usage, ne dépasse bien vite une limite arbitraire, difficile à préciser, et qu'il est encore plus difficile d'empêcher de franchir ?

1. Op. cit.

Nous craignons bien que la condition que mettent les savants professeurs à la concession qu'ils sont prêts à faire, ne se réalise guère ; dès lors les conclusions restent à l'état d'hypothèse, comme le vœu sur l'accomplissement duquel elles sont fondées.

Si, comme nous l'avons dit, le tabac excite la soif, a-t-il du moins le privilége de diminuer le besoin de la faim ? Et si ce résultat est produit, faut-il y voir un avantage réel ?

On a cité le cas de voyageurs qui ont pu, grâce au tabac, apaiser la sensation pénible de la faim.

Le soldat en marche semble retrouver son énergie dans le tabac et puiser dans la satisfaction de cette habitude la force d'attendre l'heure incertaine du repas.

« On est étonné de voir, dit Celle, la petite quantité d'aliments dont se contentent les personnes, et notamment les femmes, adonnées au tabac *fumé en cigarettes* ; avec deux ou trois tasses de chocolat, elles en ont pour une journée entière, sans ressentir un seul instant le besoin d'aliments plus substantiels. Les indigènes (des climats chauds) peuvent fournir toute une journée de marche sans rien prendre de plus qu'un repas léger le matin, et sans éprouver les angoisses de la faim, pourvu qu'ils aient quelques cigarettes dont la fumée suffit à faire taire les exigences de l'estomac. Les personnes qui font du tabac consumé de la sorte un usage continuel, sont jaunes, maigres, et leurs dents se gâtent facilement ; le matin leur visage est bouffi, et les yeux sont larmoyants. »

Il est bon de le dire en effet, si le tabac diminue la faim, ce n'est pas en la satisfaisant, mais en détruisant cette sensation, et en diminuant l'activité des fonctions digestives, qu'il engourdit et paralyse.

Il ne faut donc pas ériger en propriété utile, générale, du tabac, les services momentanés qu'il a pu rendre dans quelques circonstances exceptionnelles et passagères. Et il serait dangereux de compter pour apaiser la faim sur un moyen qui supprime bien la sensation, mais qui n'en détruit pas la cause, car le tabac ne nourrit pas.

Je ne sais quel écrivain a dit que le tabac avait cet avantage de permettre à deux amis de rester deux heures ensemble sans se parler et sans jouer.

Singulier éloge que celui-là, et qui ressemble, à s'y méprendre, à une critique !

Et la critique serait bien fondée !

L'individu adonné au tabac n'éprouve plus le besoin d'être occupé. Il a perdu le goût de l'action, du travail et des choses sérieuses : il ne se plaît que dans le rêve, dans la vague et béate extase où le plonge la fumée du tabac, dont il passe son temps à regarder monter les spirales.

On a prouvé par des statistiques combien l'abus du tabac nuisait au travail intellectuel, par l'observation de ce qui se passe dans de grandes écoles, où le tabac a pris une large place, au détriment des études.

Il faut aller plus loin. De l'avis de tous les aliénistes,

le nombre des fous augmenterait avec le chiffre do la consommation du tabac.

Hygiène des ouvriers occupés à la fabrication du tabac.

L'hygiène n'a pas à se préoccuper seulement des effets que le tabac peut produire sur la santé du consommateur.

Pour satisfaire un besoin devenu aussi général, aussi impérieux, un nombre très-considérable d'ouvriers sont employés aux travaux de la préparation du tabac et aux longues manipulations qu'elle exige.

La science ne pouvait se montrer indifférente aux dangers que courent tant d'individus, pour assurer aux autres la satisfaction d'un plaisir.

Soumis aux émanations délétères du tabac, au dégagement continuel de nicotine, qui s'échappe des masses en fermentation, les ouvriers présentent un teint d'une pâleur spéciale, gris terne caractéristique, que nous avons retrouvé constamment chez les ouvriers des diverses fabriques que nous avons visitées.

Ils souffrent de violents maux de tête, de vertiges, de tremblements, de diarrhée, de maux d'estomac ; ils sont remarquablement maigres.

L'aspect est plus frappant encore chez ceux qui travaillent depuis longtemps dans les fabriques ; ils portent sur le visage la trace du dépérissement, et l'apparence de la vieillesse anticipée.

Cependant l'administration n'est pas restée inactive en présence des faits révélés par les hygiénistes.

Depuis 1811, des médecins sont attachés à chaque manufacture. Une statistique sérieuse a donc pu éclairer l'administration et la science sur l'influence réelle qu'exerce le tabac sur la santé des ouvriers occupés dans ces établissements.

De grandes améliorations ont été introduites dans les procédés de fabrication pour diminuer les effets du milieu insalubre dans lequel ces ouvriers vivent : car, si le temps paraît affaiblir les sensations, l'organisme ne s'habitue pas au poison.

On s'est attaché à écarter autant que possible tous les procédés qui dégageraient beaucoup de nicotine, ou à se débarrasser de ces vapeurs par une ventilation puissante, le danger venant surtout de l'absorption de cette matière toxique. La préparation a été très-simplifiée, des machines ont remplacé le travail manuel, fatigant ou dangereux. Le *torréfacteur* opère très-rapidement et sans danger la dessiccation des feuilles, que les ouvriers étaient précédemment obligés de faire dans des bassines, à une température très-élevée et dans une atmosphère saturée de nicotine.

Le *hachage* ne s'exécute plus à la main, mais au moyen des appareils perfectionnés dont nous avons parlé. C'était autrefois une besogne des plus rudes et des plus pénibles.

Dans le même ordre d'idées on a en outre insisté d'une manière pressante auprès des ouvriers de ces fabriques sur la nécessité de la propreté absolue du visage, des mains et de la bouche.

En dépit de ces sages précautions et des louables efforts de l'administration, il reste toujours permis de conclure, en rappelant les paroles par lesquelles l'inspecteur général Mélier terminait son rapport de 1845 sur le travail dans les manufactures de tabac :

« Il s'en faut encore de beaucoup que cette fabrication soit exempte de toute action sur les ouvriers. »

Propriétés médicales du tabac.

Elles ont été singulièrement exagérées. Le nom d'*herbe à tous les maux* qui lui a été donné en est la preuve.

Si nous ne savons que trop les maux réels qu'il cause, la liste des services qu'il peut rendre à la médecine est bien vite établie et close.

Nul doute que ce ne soit un énergique irritant, que le tabac ne purge violemment; ses propriétés narcotiques sont vulgaires.

Mais il faut s'empresser de reconnaître que lorsqu'elle a besoin de mettre à profit l'action irritante de certains médicaments, la médecine possède de moins dangereux agents que le tabac.

Elle ne manque pas de purgatifs plus sûrs, plus maniables, et plus inoffensifs.

Enfin, veut-elle apaiser, engourdir la douleur, procurer le repos, le sommeil, elle n'a pas besoin d'avoir recours à un narcotique doué de propriétés aussi irritantes; la matière médicale abonde en substances parmi lesquelles elle peut faire un choix infiniment préférable sous tous les rapports.

Aussi ne faut-il pas s'étonner du rôle très-minime réservó au tabac dans la thérapeutique moderne.

A l'intérieur, le tabac est presque entièrement banni de la médecine; tout au plus une infusion légère de tabac reste-t-elle un moyen extrême d'irriter l'intestin dans certains cas de hernie étranglée, ou de réveiller l'action nerveuse et de rappeler à la vie le malade chez lequel l'asphyxie est imminente. On l'emploie alors sous forme de fumigations ou de lavements.

Encore un pareil médicament demande-t-il à n'être employé par le médecin qu'avec la plus extrême circonspection.

La fumée de tabac a été vantée pour faciliter la digestion ; à quel prix obtient-on ce prétendu résultat? Combien de semaines, de mois d'horribles malaises, de nausées, de vomissements, s'imposent les débutants avant d'arriver à digérer, *malgré* le tabac ou *avec* cette drogue!

Enfin, le tabac est considéré comme un remède pour les asthmatiques. En tout cas, il doivent en user avec une très-grande modération, sinon ils ne sauraient trouver un meilleur moyen de provoquer le retour de leurs accès.

A l'extérieur, on fait avec le tabac des lotions contre les parasites végétaux ou animaux.

Le tabac au point de vue social.

Molière fait faire par un des personnages d'une comédie célèbre (Don Juan) un éloge bien pompeux du tabac :

« Quoi que puisse dire Aristote et toute la philosophie, il n'est rien d'égal au tabac; c'est la passion des honnêtes gens, et qui vit sans tabac, n'est pas digne de vivre. Non-seulement il réjouit, et purge le cerveau humain, mais encore il instruit les âmes à la vertu, et l'on apprend avec lui à devenir honnête homme. Ne voyez-vous pas bien, dès qu'on en prend, de quelle manière obligeante on en use avec tout le monde, et comme on est ravi d'en donner à droite et à gauche, partout où l'on se trouve ? On n'attend pas même qu'on en demande et l'on court au-devant du souhait des gens, tant il est vrai que le tabac inspire des sentiments d'honneur et de vertu à tous ceux qui en prennent. »

Certes, ceux qui aiment le tabac doivent être flattés, voilà un tableau bien séduisant. Mais quand Molière écrivait ces lignes, les gens de cour et quelques petits-maîtres seuls prisaient, l'usage du tabac à fumer était encore fort peu répandu. En effet, il y avait à peu près cent ans seulement que Jean Nicot, ambassadeur de France en Portugal, avait introduit chez nous la plante nouvelle.

Au reste, le tableau est d'un coloris outré, et l'éloge du rôle social du tabac n'apparaît dans ces lignes de Molière que comme un spirituel persiflage.

Qu'aurait dit le grand comique, s'il avait parlé du tabac à fumer, et des habitudes antisociales qu'il entraîne !

On déserte les salons, les réunions de famille, ou bien on les transforme en tabagies, en estaminets.

Jacques Ier, roi d'Angleterre, dans son célèbre pamphlet, avait déjà poussé le cri d'alarme, et ne ménageait personne sur ce point, pas même les dames!

« Sans tabac, disait-il, on ne croit pas avoir traité un hôte assez somptueusement; sans tabac, point de société agréable; sans tabac, point de médecine efficace. Si du moins cette manie fût restée le partage exclusif des hommes! Mais aujourd'hui les femmes éprouvent le besoin de dépraver leur haleine, afin de pouvoir supporter l'haleine fétide de leurs maris ! »

L'opinion de Montesquieu, pour être exprimée moins crûment, n'était pas plus favorable au tabac :

« Chaque siècle, dit l'illustre penseur, a sa folie aussi bien que ses mœurs, dont aucun peuple n'a su encore s'affranchir, et comme triste exemple de cette vérité qui se passe sous nos yeux, n'est-ce pas une véritable folie que cette aberration de mœurs où l'on voit des populations entières, puis la famille et la société, déserter le foyer domestique, pour courir aveuglément au plus délétère, au plus perfide des poisons, à un poison qui s'attaque à la fois à la santé, à l'intelligence et à la fortune, au sort physique et moral de l'homme, à tous les intérêts sociaux, même à l'existence politique d'une nation? Et n'est-ce pas la pire de toutes les folies que celle qui a pu entraîner ainsi toute une nation à se suicider par le poison ? »

Napoléon Ier a dit « que l'habitude de fumer est un plaisir qui n'est bon qu'à désennuyer les fainéants. »

Il est vrai que l'on a prétendu qu'il y avait peut-être dans cette boutade un peu du dépit d'un apprenti fumeur à qui le tabac n'avait pas réussi.

N'oublions pas de mentionner le danger des incendies, des explosions auxquelles nous exposent sans cesse les fumeurs, et les désastres si souvent causés par les allumettes qu'ils portent toujours avec eux, et qu'ils laissent tomber sans précaution sur leur chemin !

Efforts pour diminuer les abus et les dangers de l'usage du tabac.

Si on ne peut espérer supprimer l'usage du tabac, il faut du moins s'efforcer d'en poursuivre l'abus. Aucun effort ne doit être épargné pour prémunir la jeunesse contre une habitude qui bientôt devient un besoin, une passion si difficile à réprimer.

Dans ce but, à côté des travaux d'un grand nombre de médecins et de philanthropes , il faut citer avec reconnaissance l'institution d'une Société fondée en France pour prémunir contre les dangers résultant de l'abus du tabac. Cette Société s'est formée à Paris, en mars 1868, et a été autorisée le

11 juillet de la même année, sous le nom d'*Association française contre l'abus du tabac.*

Le texte de la circulaire rédigée par le Bureau de cette association expose le but qu'elle veut atteindre, et les moyens d'action qu'elle se propose de mettre en usage :

« La science et l'expérience ont démontré que *l'abus du tabac exerce une funeste influence sur la santé publique.* Il est aujourd'hui reconnu que les maladies mentales, les paralysies générales, les affections cancéreuses des lèvres, de la bouche et de l'estomac, les troubles de la digestion, de la vision, etc., augmentent dans des proportions qui coïncident avec la consommation du tabac.

« Il est également prouvé que l'abus du tabac contribue au relâchement des liens de la famille et porte atteinte aux intérêts moraux de la société.

« Après une sérieuse enquête, M. le docteur Jolly, membre de l'Académie impériale de Médecine, résume sa pensée en ces termes :

« Les déplorables effets du tabac, au double point de vue hygiénique et social, sont tels, que je voudrais pouvoir me les dissimuler à moi-même, et que j'ose à peine les faire connaître, tant ils sont affligeants, tant j'en demeure confondu ! »

« C'est pour combattre une telle calamité qu'un Comité d'organisation, composé de médecins, d'hygiénistes et de philanthropes, s'est constitué en Association ayant pour but de prémunir toutes les classes de la société, tous les âges, et principalement la jeunesse, contre les dangers du tabac.

« Tout le monde est intéressé au succès de l'Association : le fumeur, qui s'est créé un besoin onéreux et compromettant pour sa santé; celui qui, s'abstenant de fumer, est incommodé par l'odeur du tabac ; le riche, que ses loisirs exposent plus encore aux effets d'une habitude gênante et souvent irrésistible ; l'ouvrier qui, pour fumer et boire, prive souvent du nécessaire sa femme et ses enfants ; le pauvre, qui est tourmenté par une passion qu'il ne peut satisfaire ; la mère de famille, qui gémit de voir ses fils s'abandonner à un abus portant à l'intempérance et à l'oisiveté; la jeune fille qui, après une union, objet de tous ses vœux, verra son mari déserter le foyer conjugal pour se retirer dans le fumoir, dans les estaminets ou ailleurs.

« Est-il besoin d'ajouter que le tabac est cause d'un grand nombre d'incendies, d'explosions, de catastrophes et d'accidents graves? qu'il occasionne chaque année, en France, un préjudice matériel de plus de trois cents millions de francs ? »

Cette association a rendu de très-grands services par les encouragements donnés aux auteurs de livres tendant à supprimer les abus du tabac, par les conférences et cours qu'elle fait faire, par les bons conseils qu'elle a répandus.

S'il faut, à grand regret, accepter la passion du tabac, aujourd'hui entrée dans les mœurs, il faut au moins tenter de la régler et de la rendre moins nuisible.

Faute de pouvoir mieux faire, on peut conseiller les mesures suivantes :

Choisir parmi les espèces de tabac celles qui contiennent le moins de *nicotine*.

Le tableau qui suit, emprunté à l'ouvrage précité du docteur Jolly, montre que les tabacs du Levant, de Grèce, de Russie et de Hongrie sont bien moins dangereux, en raison de ce qu'ils renferment peu ou point de nicotine, et explique jusqu'à un certain point l'innocuité relative du tabac chez les populations de ces contrées, qui en font cependant un si grand usage [1].

Tabac	du Levant	0,00 pour 100
—	de Grèce	0,00	—
—	de Russie	0,00	—
—	de Hongrie	0,00	—
—	des Arabes	2,00	—
—	du Brésil	2,00	—
—	de la Havane	2,00	—
—	du Paraguay	2,00	—
—	du Maryland	2,29	—
—	d'Alsace	3,24	—
—	du Pas-de-Calais	4,96	—
—	de Kentucky	6,09	—
—	d'Ille-et-Vilaine	6,20	—
—	du Nord	6,38	—
—	de Virginie	6,87	—
—	de Lot-et-Garonne	7,34	—
—	du Lot	7,36	—

Les procédés de fabrication du tabac doivent être étudiés au point de vue de l'élimination aussi parfaite que possible de la nicotine.

L'usage du tabac est plus dangereux quand on

1. Jolly. *Op. cit.*

est à jeun, l'état de vacuité de l'estomac présentant les conditions les plus favorables à l'absorption.

Le danger du tabac fumé est plus grand, quand la bouche reçoit au maximum l'impression de la chaleur et de l'âcreté de la fumée.

Par conséquent, la pipe est d'autant plus dangereuse que le tuyau est plus court. La cigarette est détestable, car elle brûle les lèvres et elle détermine plus rapidement la soif. L'action de mâcher le cigare ou la cigarette a pour effet de faire avaler une certaine quantité de nicotine. Il est prudent de ne fumer le cigare qu'avec un bout d'ambre ou de porcelaine.

Il faut avoir soin de ne pas avaler la fumée de tabac.

La nicotine s'accumule dans le fond de la pipe, dans les dernières parties du cigare qui brûle. Il est donc prudent de ne pas aller jusqu'au bout de la pipe ou du cigare.

Les fumeurs doivent avoir grand soin de se rincer la bouche; c'est à la fois une question de propreté et d'hygiène.

La même précaution s'impose d'une manière plus étroite encore à ceux qui mâchent le tabac.

Certains lavages ne seraient pas moins indispensables aux priseurs.

Enfin, un auteur a proposé de déshabituer peu à peu les fumeurs de l'usage du tabac, en substituant aux feuilles de nicotiane les feuilles de la pomme de terre, qui ne contiennent pas de nicotine, et qui, après une préparation analogue à celle que reçoit actuellement le tabac, « se rapprochent alors assez du goût et de l'arome de celui-ci, plus doux, moins âcre cependant, mais assez pour que la plupart des priseurs et des fumeurs s'en contentent. »

Les fumeurs se contenteront-ils de ce simulacre de tabac? C'est plus que douteux, à moins que, pour rendre l'illusion possible, et le sacrifice supportable, on n'aromatise, nouvelle concession, ces feuilles anodines avec les eaux de lavage des tabacs, comme on le fait déjà pour nos produits indigènes lorsqu'on les trouve trop faibles d'odeur, de montant et de nicotine.

Quand on veut rompre avec une habitude reconnue dangereuse, il n'y a qu'une voie en dehors de laquelle on n'obtient rien, ni de soi, ni des autres.

Cette voie n'est pas celle des ménagements, ni des demi-mesures.

FIN.

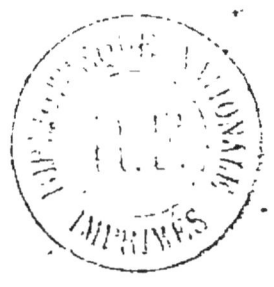

TABLE DES MATIÈRES

LE TABAC

COULOMMIERS. — Typographie PAUL BRODARD.

LIBRAIRIE HACHETTE ET Cie

PETITE BIBLIOTHÈQUE ILLUSTRÉE, FORMAT IN-32

A 50 CENT. LE VOLUME

ANONYME. **La Gaule et les Gaulois**; 2e édition. 1 vol. avec 29 figures.

— **Gaule romaine.** 1 vol. avec 31 figures.

— **Gaule chrétienne.** 1 vol. avec 39 figures.

— **Les invasions barbares.** 1 vol. avec 11 figures.

C. DELON. **Le Fer, la Fonte et l'Acier**; 2e édit. 1 vol. avec 33 figures.

— **Le Cuivre et le Bronze.** 1 vol. avec 29 figures.

— **Mines et Carrières.** 1 vol. avec 37 figures.

GIRARD (M.). **Le Phylloxera de la Vigne**; 2e édit. 1 vol. avec 10 figures et 3 cartes.

LACOMBE (P.). **Petite histoire d'Angleterre, depuis les origines jusqu'en 1650.** 1 vol. avec 3 cartes.

— **Petite histoire d'Angleterre, depuis 1650 jusqu'à nos jours.** 1 vol. avec 3 cartes.

— **L'Angleterre.** 1 vol. avec 9 figures et une carte.

LEE CHILDE (Mme). **Le général Lee.** 1 vol. avec un portrait et 2 cartes.

MÉNAULT (E.). *Les Ouvriers de la ferme :*

— **Le Berger**; 2e édition. 1 vol. avec 23 figures.

— **Le Vacher et le Bouvier**; 2e édit. 1 vol. avec 23 figures.

RENDU (Victor), inspecteur général honoraire de l'agriculture. **Petit traité de culture maraîchère**; 2e édition. 1 vol. avec 40 figures.

— **La Basse-cour**; 2e édition. 1 vol. avec 14 figures.

— **Les Abeilles**; 2e édition. 1 vol. avec 17 figures.

RIANT (Dr). **Le Café, le Chocolat et le Thé**; 2e édition. 1 vol. avec 30 figures.

— **L'Alcool et le Tabac**; 3e édit. 1 vol. avec 35 figures.

SAFFRAY (Dr). **Les Remèdes des champs**, *herborisations pratiques*; 4e édit. 2 vol. avec 160 figures.

— **La Chimie des champs**; 2e édit. 1 vol. avec 65 figures.

— **La Physique des champs**; 2e édit. 1 vol. avec 95 figures.

— **Les moyens de vivre longtemps.** 1 vol. avec 53 figures.

COULOMMIERS. — Typ. PAUL BRODARD.

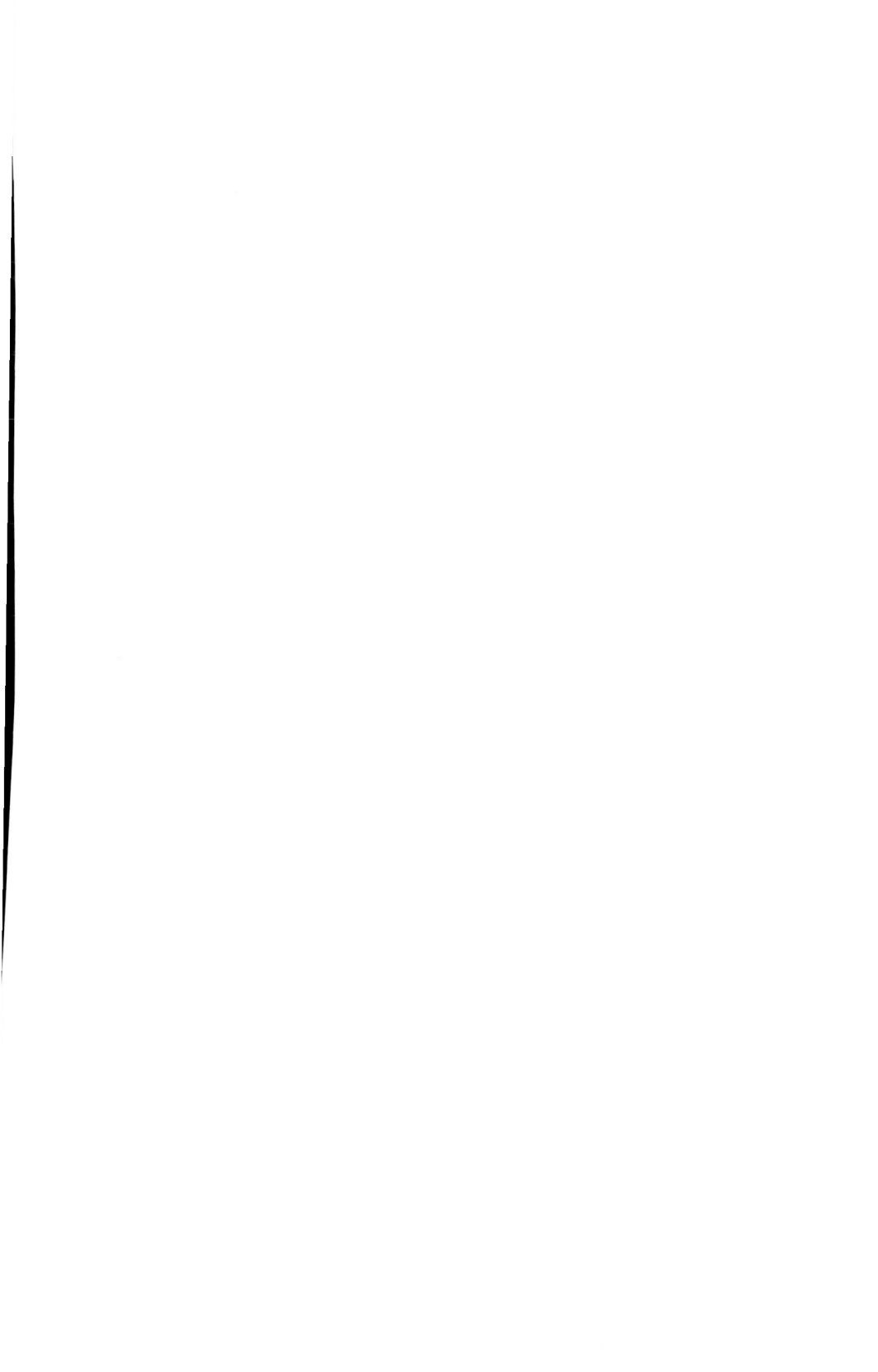

www.ingramcontent.com/pod-product-compliance
Lightning Source LLC
Chambersburg PA
CBHW051832020726
47502CB00005B/1748

* 9 7 8 2 0 1 3 7 3 2 4 0 6 *